脂肪整形应用解剖学
Applied Anatomy of Lipoplasty

主　审　戚可名　王晓军

主　编　王　阳　斯楼斌　陈敏亮　牛永敢

副主编　孔　晓　刘　柳　翟娜娜　金钟奎　吴　蓓　张明子

编　委（以姓氏笔画为序）

王　阳	中国医学科学院北京协和医院	吴　蓓	首都医科大学附属北京天坛医院
王绍国	北京爱多邦医疗美容诊所	张明子	中国医学科学院北京协和医院
王晨羽	中国医学科学院北京协和医院	张海林	中国医学科学院北京协和医院
牛永敢	郑州四六〇医院	陈敏亮	中国人民解放军总医院第四医学中心
孔　晓	河南中医药大学第一附属医院	金钟奎	宜春市人民医院
白　明	中国医学科学院北京协和医院	原海旺	黄河科技学院
刘　柳	河北医科大学第三医院	戚　征	中国医学科学院北京协和医院
李之瑾	中国医学科学院北京协和医院	斯楼斌	中国医学科学院北京协和医院
李长富	北京彤美医疗美容门诊部	董立鹏	威海星范医疗美容门诊部
李发成	中国医学科学院整形外科医院	韩　勇	南宁梦想医疗美容门诊部
李海瑞	中国医学科学院北京协和医院	翟娜娜	黄河科技学院
杨　磊	河北医科大学第三医院	薛红宇	北京大学第三医院

人民卫生出版社
·北　京·

图书在版编目（CIP）数据

脂肪整形应用解剖学 / 王阳等主编. —北京：人民卫生出版社，2024.1

ISBN 978-7-117-35225-3

Ⅰ.①脂… Ⅱ.①王… Ⅲ.①美容－整形外科学－人体解剖学 Ⅳ.①R622

中国国家版本馆 CIP 数据核字（2023）第 175601 号

| 人卫智网 | www.ipmph.com | 医学教育、学术、考试、健康，购书智慧智能综合服务平台 |
| 人卫官网 | www.pmph.com | 人卫官方资讯发布平台 |

脂肪整形应用解剖学

Zhifang Zhengxing Yingyong Jiepouxue

主　　编：王　阳　斯楼斌　陈敏亮　牛永敢

出版发行：人民卫生出版社（中继线 010-59780011）

地　　址：北京市朝阳区潘家园南里 19 号

邮　　编：100021

E - mail：pmph @ pmph.com

购书热线：010-59787592　010-59787584　010-65264830

印　　刷：北京华联印刷有限公司

经　　销：新华书店

开　　本：889 × 1194　1/16　印张：14

字　　数：424 千字

版　　次：2024 年 1 月第 1 版

印　　次：2024 年 2 月第 1 次印刷

标准书号：ISBN 978-7-117-35225-3

定　　价：168.00 元

打击盗版举报电话：010-59787491　E-mail：WQ @ pmph.com

质量问题联系电话：010-59787234　E-mail：zhiliang @ pmph.com

数字融合服务电话：4001118166　E-mail：zengzhi @ pmph.com

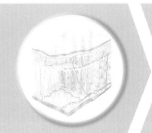

主编简介

中国医学科学院北京协和医院整形外科主任医师。任中华医学会整形外科学会脂肪学组副组长、海峡两岸医药卫生交流协会整形美容专委会脂肪委员会副主任委员、中华医学会整形外科学分会鼻整形学组委员、中华医学会整形外科学分会器官再造学组委员、北京医学会医学美学与美容学分会委员、中国修复重建外科学会器官再造专业委员会委员。

主编著作《临床脂肪抽吸技术》《鼻整形应用解剖学》等。主译《初次鼻整形》《科尔曼脂肪注射：从填充到再生》《超声辅助脂肪抽吸术：概念与技术》《面部与躯体塑形新技术》，担任《女性整形美容外科学》及《乳房整形外科学》副主编，《精细脂肪塑形术》《脂肪抽吸术图谱》副主译，参与编写专著9部。

发表专业学术文章30篇，其中在 *Plastic and Recostructive Surgery* 发表浅筋膜系统的系列研究文章4篇。曾获卫生部、中国医学科学院科研基金多项。

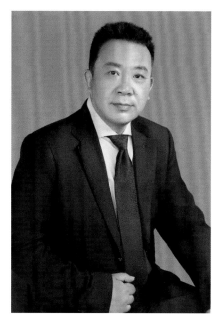

王　阳

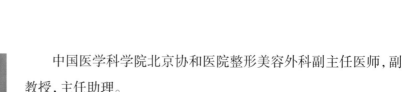

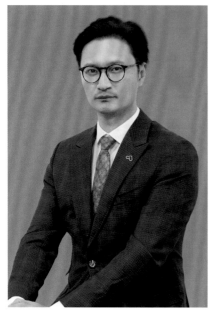

斯棱斌

中国医学科学院北京协和医院整形美容外科副主任医师，副教授，主任助理。

临床专业领域为面部年轻化、微整形注射、脂肪移植及瘢痕治疗。目前担任整形美容专业国家级医疗质量控制中心秘书，中华医学会整形外科学分会脂肪移植专业学术工作组秘书长、干细胞临床转化应用专业学术工作组副组长，海峡两岸医药卫生交流协会整形美容专业分委会青年委员会常务副主委及脂肪学组委员、整形美容专业瘢痕分委会委员，中国整形美容协会中西医结合分会脂肪专业委员会委员，中国整形美容协会医美与艺术分会理事，中国医疗保健国际交流促进会整形与美容分会面部年轻化协作组成员，美道-整形美容发展专项基金专项秘书。主持国家自然科学基金和临床研究专项基金各1项，参与5项。以第一作者于 *Plastic and Reconstructive Surgery* 上发表3篇论著及10余篇其他SCI论著，以第一作者或通信作者于《中华整形外科杂志》发表数篇相关论著。作为主译，出版《初次鼻整形：逻辑与技术的重新界定》《科尔曼脂肪注射：从填充到再生》；作为主编、副主编出版《鼻整形应用解剖学》《鼻整形图谱——应用解剖与手术操作》。作为主要获奖者之一获得北京医学科技奖一等奖、中华医学科技奖和华夏医学科技奖三等奖等奖项。

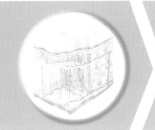

主编简介

中国人民解放军总医院第四医学中心烧伤整形医学部副主任、整形修复科主任，医学博士，主任医师，教授，博士研究生导师，美国加利福尼亚大学洛杉矶分校（University of California, Los Angeles, UCLA）访问学者。担任中国整形美容协会副会长，中华医学会整形外科学分会常务委员及脂肪移植专业学术工作组组长，中华医学会医学美学与美容外科学分会委员，中国医师协会美容与整形医师分会瘢痕亚专业委员会主任委员，北京医学会整形外科学分会副主任委员，全军整形外科学专业委员会常务委员，北京医学会医学美学与美容外科学分会常务委员等学术职务。

擅长组织损伤或畸形的修复重建及美容外科，各类瘢痕、血管瘤、体表肿瘤、脂肪移植年轻化及注射美容，尤其是注射美容及注射填充相关并发症的救治治疗。研究课题获多项国家自然科学基金及全军后勤科研计划 - 重点项目基金资助，获军队医疗成果奖二等奖及科学技术进步奖二等奖各一项。荣立三等功一次，享受中国人民解放军优秀专业技术人才二类岗位津贴。

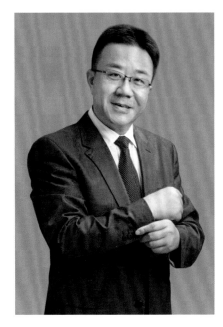

陈敏亮

主编简介

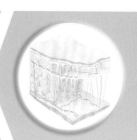

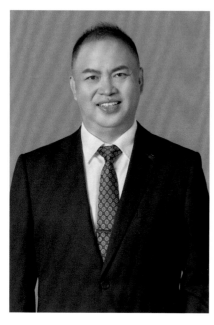

牛永敢

郑州四六〇医院医学美容科主任,副主任医师,医学博士。2006年赴韩国专修鼻部整形外科,并与王阳教授、李战强教授一同将现代鼻整形技术引入国内;2009年组织举办了鼻整形技术国际学术交流会,开创了国内综合鼻整形的热潮;2014年组织国内第一家鼻部整形外科技术综合培训机构,先后培养鼻整形专业人才200余人;2017年创建"问道鼻整形社团"。受聘多家大型美容机构客座教授、首席专家,先后多次参与国际、国内相关专业的大型学术会议并发表演讲、进行手术演示。

主持或参与省、市级相关课题6个。发表核心期刊文章10余篇。主编专著《开放入路鼻整形基础》,副主译《达拉斯鼻整形术:大师的杰作》,参加编写、翻译相关专业著作2本。获省级科学技术进步奖1次,市级科学技术进步奖1次。

兼任中华医学会整形外科学分会鼻整形学组委员,中国医师协会美容与整形医师分会委员,中国整形美容协会鼻整形美容分会常务委员,中国中西医结合学会医学美容专业委员会鼻整形分会副主任委员,中国非公立医疗机构协会整形与美容专业委员会鼻整形美容分会副主任委员。

前　言

脂肪组织是最具特色的人类组织，人类体内脂肪含量为 14%～31%，远远高于其他灵长类动物（<9%），但脂肪组织却长期处于"污名化"的状态，被人们所厌恶、憎恨，欲除之而后快。自 20 世纪初，人类就开始探索去除脂肪组织的手术方式，历经挫折，直至 20 世纪 80 年代，巴黎的 Yves-Gerard Illouz 创建了现代脂肪抽吸技术，Illouz 技术如"维纳斯诞生"一般横空出世，其天才般的创意，避免了传统外科切割技术的缺点，获得了安全、有效的优良效果，因而迅速风靡全球。

然而令人遗憾的是，Illouz 技术的有效性及解剖技术的时代局限性，使人们或多或少忽视甚至轻视了脂肪组织的相关解剖研究。迄今为止，我们仅能检索到 10 余篇有关脂肪组织解剖的文献，脂肪组织相关结构（如浅筋膜）等的解剖文献更是少之又少。对于一项涉及人体体表绝大多数区域的技术而言，此等数量级的研究远远不足以建立起完备而详尽的基础理论体系。薄弱的基础理论体系，可能是脂肪整形并发症屡见不鲜的根本原因。

防腐技术的发展使得新鲜尸体的解剖逐渐成为可能，易损的软组织乃至筋膜系统得以直观显示。2015 年，意大利的 Carla Stecco 医师出版了《人体筋膜系统功能解剖图谱》（*Functional Atlas of the Human Fascial System*）一书，首次完整、详尽地展示了筋膜系统。基于其骨科医师的背景，研究的重点倾向于深筋膜系统。我们团队在借鉴其解剖技术的基础上，于 2017 年起，开始着重进行皮肤 - 皮下组织复合体（skin-subcutaneous complex，SSC）的解剖研究，探索皮肤、皮下脂肪组织、浅筋膜系统各自的功能及皮肤与深层平面之间的连接方式。我们的研究涉及全身各个区域，探索每一区域脂肪组织所具有的功能，尤其是浅筋膜系统与皮肤 - 皮下组织复合体及其他组织结构的相互关系，以期为脂肪抽吸技术在去除脂肪、促进皮肤回缩等诸多方面提供理论基础。在研究中，我们意识到有效保留每一区域脂肪组织及其毗邻结构的功能，可能是减少脂肪整形技术并发症的关键所在。期望此书的出版能够为脂肪整形外科学提供良性的推动作用。

脂肪整形尚处于盲人摸象、管中窥豹的探索起步阶段，虽尽全力，但限于时间、能力等诸多因素，贻笑大方之处难免，敬请读者批评指正。

感谢所有参编者的竭诚奉献，使本书得以如期完成。衷心感谢中国医学科学院北京协和医院戚可名、王晓军两位前辈严格细致地审阅。

2023 年 4 月于协和

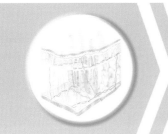

目　　录

第一章　绪　　论

第一节　脂肪组织生理学

一、概述

人类由于缺乏体表毛发，因此需要通过皮下明显的脂肪层来保温。人体脂肪组织在 20 世纪前一直被医学界所忽视，仅有零星的报道，直到 20 世纪上半叶，Fred Wasserman，Franz X. Hausberger 和 Haim Ernst Wertheimer 对脂肪细胞的胚胎发育、成熟过程及调控进行了研究，标志着人类对脂肪组织研究的正式开始。此后，众多学者对脂肪组织进行了全面深入地研究。1974 年，Howard Green、Olani-yiKehinde 等建立了 3T3 细胞系，随后提出成年人的脂肪细胞不能增殖，脂肪细胞由前脂肪细胞转化而来。有学者于 20 世纪 70 年代末期提出给予高脂饮食后，人或小鼠的脂肪细胞增大并伴有新的脂肪细胞的增加，这些新的脂肪细胞部分可能来自前脂肪细胞，部分源自其他前体细胞，肥胖个体前脂肪细胞的分化快于正常体重者。

21 世纪初，众多学者对脂肪组织进行了全面深入地研究。瘦素（leptin）、抵抗素（resistin）等相继被发现，脂肪组织被认为是具有高度活性的内分泌组织，在能量代谢调节中起重要作用。2001年，Patricia A. Zuk 等从脂肪组织中分离得到一种具有多向分化潜能的干细胞——脂肪干细胞（fat stem cell），现已证明脂肪干细胞具有向脂肪细胞、软骨细胞、成骨细胞、成肌细胞、嗅鞘细胞等多向分化的潜能。2017 年，RonaldKahn 等的研究发现脂肪组织能分泌含有特定 miRNA 的外泌体，对肝脏等组织的基因表达产生影响，脂肪组织是外周血液中外泌体 miRNA 的主要来源，这是一种新的信号传递模式。Wei Yg 等研究发现脂肪组织的细胞存在分泌含 miRNA 外泌体的能力。2018年，Paul Martin 等研究首次发现了脂肪细胞可以主动运动至创伤处，清洁细胞残骸，填补上皮缺损。

关于皮下组织的系统性解剖研究则始于 20 世纪 80 年代，Illouz、Markman 等对皮下脂肪组织的解剖进行了深入细致地研究，为脂肪抽吸及脂肪组织移植奠定了理论基础。

二、体脂分布及比例

脂肪细胞是一种高度调节的动态细胞群。脂肪细胞的死亡方式主要为坏死样细胞死亡，并被巨噬细胞吞噬。与此同时，前脂肪细胞同速率充满脂质，形成成熟脂肪细胞，替代死亡的脂肪细胞，使脂肪细胞数量保持相对恒定。人类皮下脂肪组织大约每 8 年就会替换 50% 的脂肪细胞。"脂肪细胞临界体积假说"认为脂肪细胞达到特定的平均体积，会触发随后的脂肪细胞数量的增加。

脂肪组织是一种特殊的结缔组织，含有大量脂肪细胞。此外，基质血管成分（stromal vascular frac-tion，SVF）中含有前脂肪细胞、血细胞、内皮细胞和巨噬细胞等。人类有 3 个主要的脂肪组织库：内脏白色脂肪组织（visceral white adipose tissue，VWAT）、皮下白色脂肪组织（subcutaneous white adipose tissue，SWAT）和棕色脂肪组织（brown adipose tissue，BAT），其中每一个都具有独特的细胞自主性。白色脂肪组织是在成年期持续存在的"常规"脂肪，是充满脂滴的细胞，聚集在皮肤下面和内部器官周围，专门储存能量，是重要的内分泌器官，主要参与控制体重调节。棕色脂肪组织主要存在于新生儿的颈部，帮助婴儿在整个婴儿期产生热量。棕色脂肪组织是调节热发生的主要组织，以响应食物摄取和抵御寒冷。

身体脂肪分布受多种因素影响,遗传因素占 30%～50%,其他因素有年龄、性别、运动和营养习惯。男性和女性脂肪分布的差异与性激素有关。女性脂肪分布受雌激素和孕激素的影响,皮下脂肪堆积于股骨大转子区域,雌激素受体较多,内脏脂肪较男性少。相反,男性脂肪主要分布在腹壁或腹内。脂肪分布的性别差异可能与脂蛋白脂肪酶(lipoprotein lipase,LPL)活性有关。LPL 调节脂肪酸的摄取和脂肪的积累,并与腹腔内脂肪的堆积有关。男性内脏脂肪较多,LPL 活性较高;女性内脏脂肪较少,LPL 活性较低。

除了身体脂肪分布之外,男性和女性的体脂百分比也不同。在青春期,身体脂肪分布的性别二态性变得明显。女性的身体脂肪比例比男性高,在青春期脂肪增多。反之,男性的体脂含量在青春期早期达到高峰。在衰老过程中,身体脂肪重新分布,脂肪百分比增加,肌肉质量下降。

第二节 皮下脂肪组织解剖

一、皮下脂肪组织的类型

结缔组织遍布全身,将身体所有部位连为一体,其组成为细胞、纤维及细胞外基质。皮下脂肪组织是特殊类型的结缔组织。传统观念认为皮下脂肪组织由同一类型脂肪组织组成。随着脂肪抽吸术的兴起和发展,Illouz 对皮下脂肪组织进行了细致地研究,通过生物化学、组织学及解剖学方面的研究证实,人类皮下脂肪组织由两种类型的脂肪组织构成:①代谢性脂肪组织,即浅层脂肪组织,容易合成、储存和分解;②静止性脂肪组织,即深层脂肪组织,容易合成,但不易分解。

1. 生物化学的差异 脂肪细胞膜存在两种不同的儿茶酚胺(肾上腺素、去甲肾上腺素)受体。β-1 受体激活儿茶酚胺(catecholamine,CA),使环磷酸腺苷(cyclic adenosine monophosphate,cAMP)升高,通过蛋白激酶(protein kinase,PK)激活脂肪组织酶,从而使脂肪细胞中的三酰甘油分解为脂肪酸和甘油,随后进入循环系统进行代谢。此外,CA 在饥饿、心理压力过大等状态或烟、酒的刺激下,也会产生脂解作用。α-2 受体拮抗 β-1 受体的作用,抑制 CA,使 cAMP 降低,以阻止脂肪组织的分解。局部脂肪蓄积部位的脂肪细胞 α-2 受体数量多活性高,故此部位的脂肪组织不易分解。Markman 的研究证实,浅层脂肪的芳香酸酶(其终产物为 17-β 雌二醇)少于深层脂肪,17-β 雌二醇对脂肪细胞的增生有促进作用。细胞培养结果也显示深层脂肪的再生率高于浅层脂肪。

2. 代谢的差异 亦有研究证实静止性脂肪细胞吸收葡萄糖的能力高于其他部位脂肪细胞的 2～4 倍,合成脂肪的速度较快。所以当体重减轻时,静止性脂肪并不减少,而当体重增加时,静止性脂肪首先增加。

3. 解剖的差异 显微解剖显示皮下脂肪组织由被浅筋膜隔为两层,水平位及矢状位解剖研究也证实皮下脂肪组织分为两层。浅层脂肪组织存在于全身各个部位,其厚度随部位而异,属于代谢性脂肪随体重变化而改变。深层脂肪组织位于浅、深筋膜之间,仅在躯干部分,被纤维隔水平分隔(图 1-1);四肢部分未见水平分隔的纤维隔(图 1-2、图 1-3)。深层脂肪组织属于静止性脂肪,与遗传相关,容易获得而不易去除。腹壁有明确的深层脂肪组织存在,在其他区域,消瘦者仅有散在的片状深层脂肪组织,肥胖者则连为一体。

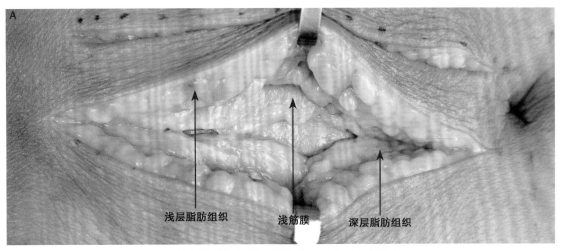

A. 浅层脂肪组织呈圆柱状,深层脂肪组织呈片状

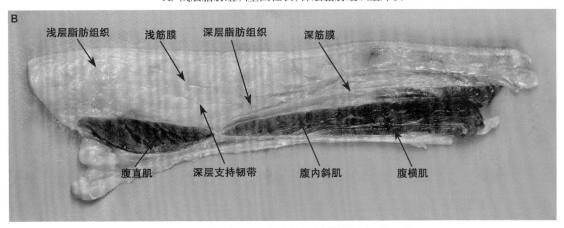

B. 深层脂肪组织可见水平走向的纤维隔(水平切面)

图 1-1 腹壁皮下脂肪组织

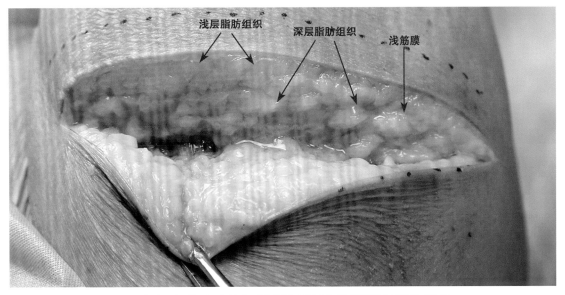

深层脂肪组织较厚,未见水平分隔的纤维隔,深层脂肪组织呈圆柱状

图 1-2 大腿上外侧皮下脂肪组织

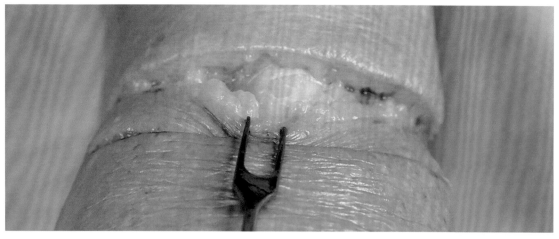

皮下脂肪结构致密均一,未见明显深层脂肪组织

图 1-3　小腿下部皮下脂肪组织

二、浅筋膜系统

(一)浅筋膜

目前,浅筋膜(superficial fascia)的解剖尚不清晰,命名亦未统一。解剖及外科学的经典英文教科书将浅筋膜描述为位于真皮与肌肉之间,等同于皮下组织(subcutaneous tissue)的部分,在腹壁,浅筋膜将皮下脂肪分为浅层脂肪组织(Camper's fascia)及深层脂肪组织(Scarpa's fascia),两者之间为膜状层。但欧洲的解剖学家对此说法却持有异议。根据解剖学术语联合委员会(Federative Committee on Anatomical Terminology)的定义:筋膜是鞘状、片状或其他任何可以解剖分离的结缔组织聚合体('fascia' as a sheath, a sheet, or any number of other dissectible aggregations of connective tissue)。笔者认为,脂肪间的纤维膜状层符合筋膜定义的所有条件。

本书按照意大利 Carla Stecco 博士的解剖研究,将分隔皮下组织的纤维层命名为浅筋膜,其上为浅层脂肪组织(superficial adipose tissue, SAT),其下为深层脂肪组织(deep adipose tissue, DAT)(图 1-4)。

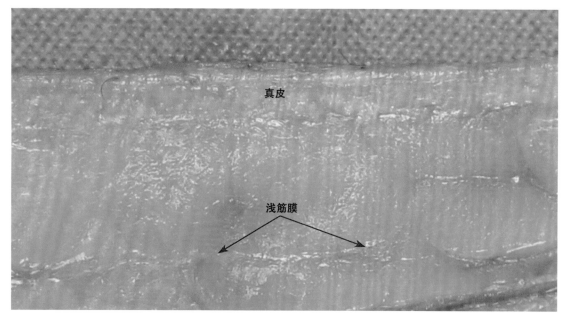

真皮

浅筋膜

图 1-4　腹壁浅筋膜

浅筋膜发出纤维隔与皮肤及深筋膜相连,分别为浅层皮肤支持韧带(retinaculum cutis superficiali, RCS)和深层皮肤支持韧带(retinaculum cutis profundu, RCP),形成浅筋膜系统(图 1-5),赋予皮下组织特殊的机械性能。

　　浅层皮肤支持韧带(或皮肤韧带)通常为垂直走行;深层皮肤支持韧带走行较为倾斜,且较浅筋膜薄(图 1-6)。皮肤支持韧带及浅筋膜在皮下脂肪小叶之间形成三维网络,将皮肤动态锚定于深层组织,可以更为灵活地抵抗不同方向的机械力,其数量和形态特征根据身体部位而不同(图 1-7)。例如,眼睑、阴茎和阴囊皮下无脂肪组织和皮肤支持韧带,故而移动性最大;手掌和足底无 DAT,SAT 中皮肤支持韧带厚实致密,其浅筋膜附着在深筋膜上,皮肤与深层组织连接紧密,移动性小。浅筋膜系统的主要作用是为皮肤和皮下脂肪组织提供支持,浅筋膜系统对乳房及臀部等部位维持形态起重要作用。

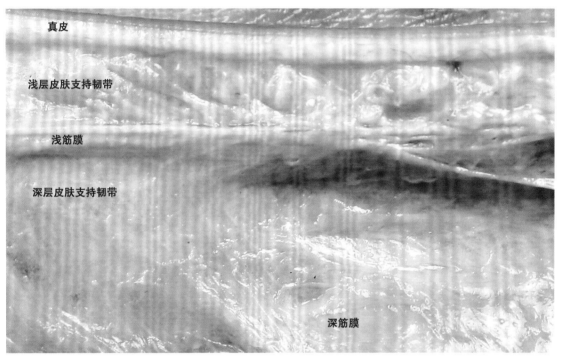

图 1-5　腹壁皮下浅筋膜系统(彻底去除脂肪组织后所见)

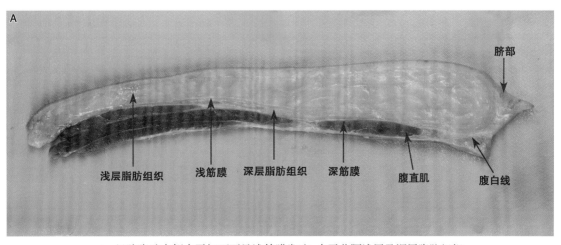

A. 经脐腹壁右侧水平切面可见浅筋膜发达,水平分隔浅层及深层脂肪组织

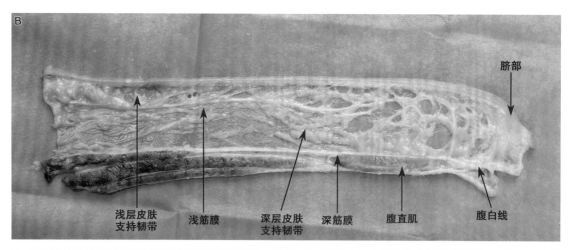

B. 彻底去除脂肪后,可见浅层皮肤支持韧带较发达,垂直走行,深层皮肤支持韧带走行较为倾斜,且薄于浅筋膜

图1-6 经脐腹壁右侧水平切面解剖

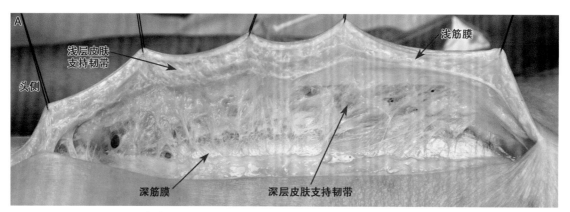

A. 侧腹壁:深层皮肤支持韧带薄弱,皮肤脂肪组织移动性较大

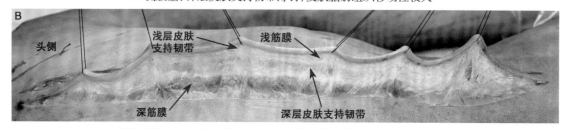

B. 背部:深层皮肤支持韧带较发达,与深筋膜结合较紧密,皮肤脂肪组织移动性较小

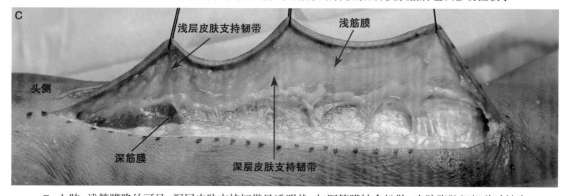

C. 上肢:浅筋膜隐约可见,深层皮肤支持韧带呈透明状,与深筋膜结合松散,皮肤脂肪组织移动性大

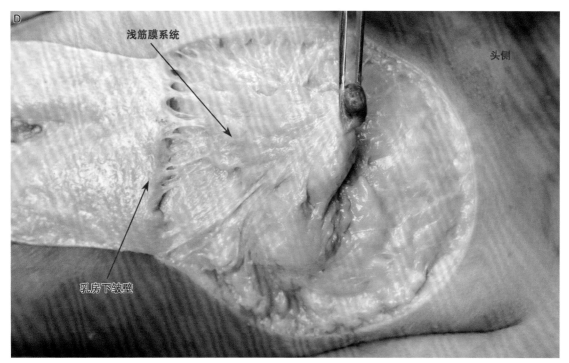

D. 乳房：乳房下象限无完整连续的浅筋膜，支持韧带自深筋膜斜向下延伸，直接止于真皮

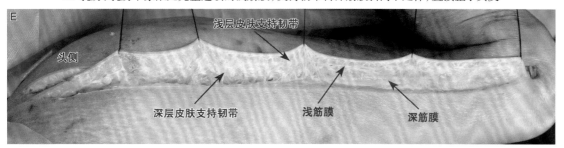

E. 大腿外侧：深层皮肤支持韧带发达致密，近似浅层皮肤支持韧带，与深筋膜结合非常紧密，皮肤脂肪组织移动性最小

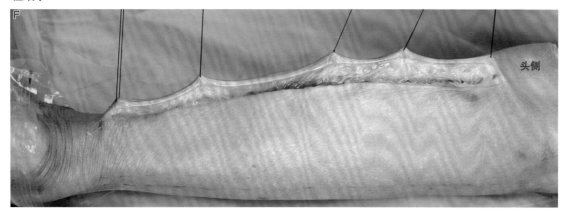

F. 小腿：浅筋膜系统结构均一致密，无明显深层脂肪组织，与深筋膜结合紧密，皮肤脂肪组织移动性小

图 1-7 身体不同部位的浅筋膜系统

　　浅筋膜与皮肌层同源，人类的皮肌层大部分已经退化，仅在颈部（颈阔肌）、肛周（肛门外括约肌）可见，其余部位的皮肌层一般已消失或转变为不同形态的纤维筋膜组织，如掌、跖筋膜、帽状腱膜、表浅肌肉腱膜系统（superficial musculo-aponeurotic system，SMAS）、Scarpa 筋膜、会阴浅筋膜（又称 Colles 筋膜）及阴囊肉膜筋膜（又称 Dartos 筋膜）。

　　解剖研究证实所有解剖区域均有连续的浅筋膜（图 1-8），超声、CT 等影像学检查亦可证实（图 1-9）。浅筋膜的排列和厚度根据身体的区域、营养状况和性别而变化：下肢厚于上肢；躯干后方厚于前方；女性厚于男性。浅筋膜的厚度为 39～189μm，小腿处最厚，手背处最薄。浅筋膜由胶原纤维和弹力纤维组成，富含弹力纤维。乳房、背部、大腿和手臂等区域的浅筋膜可以分为数层，在上肢和下肢的皮下、主要静脉周围形成特殊的隔室，包绕血管和神经，尤其对静脉的开放提供支持作用；其各亚层之间散在脂肪组织，肥胖者的浅筋膜厚度可增加 50%。

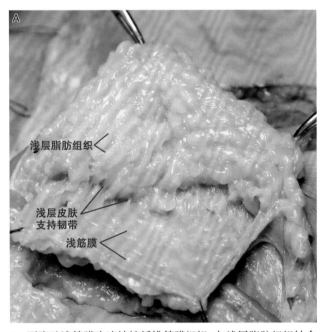

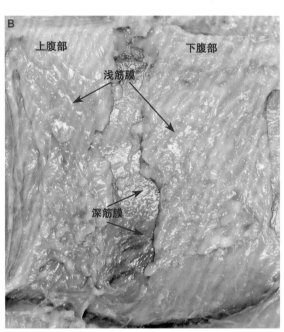

A. 下腹壁浅筋膜为连续性纤维筋膜组织，与浅层脂肪组织结合紧密

B. 上腹壁浅筋膜更为致密，下腹壁浅筋膜略薄

图 1-8　腹壁浅筋膜

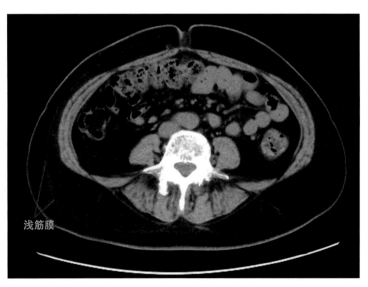

图 1-9　胸部 CT 可见连续的浅筋膜

皮肤的移动性可保护皮下组织及深层结构免受物理损伤。变形外力消失时,浅筋膜系统通过弹性回缩将皮肤及皮下组织恢复原状和位置。脂肪整形手术应在去除脂肪的同时,尽可能减少对浅筋膜系统的损伤,保持其弹力回缩的特性。

年龄、肥胖及日光损害对躯干、四肢浅筋膜系统的影响较大。当身体出现肥胖时,浅筋膜系统各纤维层间的脂肪量随之增加,使各纤维层间的距离加大,纤维隔拉长,加之重力作用,最终使其失去原有的支持作用而导致组织松弛、组织结构变得模糊不清。随着年龄增大和日光损害,整个皮肤 - 脂肪 - 浅筋膜系统变得松弛而延长,因其在深筋膜及骨骼肌肉上的附着强度不同而在身体的不同部位出现组织松弛的程度也有不同,附着较弱的部位皮肤松弛明显,深部脂肪也随重力作用而下垂,从而出现身体轮廓畸形(图 1-10)。

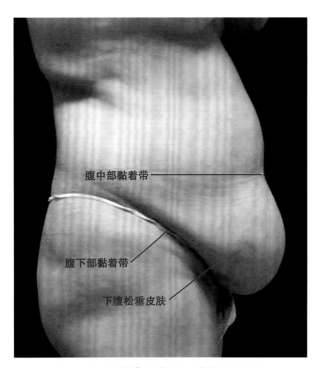

图 1-10　浅筋膜系统受损,腹壁重度松垂

在骨性凸起处及某些皮肤皱襞处,浅筋膜与深筋膜直接相连,即所谓的黏着带(band of adhesion)或固定点 / 线(fixed point or line)。黏着带的解剖结构有性别差异。

(二)黏着带

Illouz YG 于 1989 年提出浅筋膜固定点 / 线的概念,随后 Lockwood T(黏着带,band of adherence)、Schultz RL(躯体带,body bands)、Rohrich RJ(黏着带,band of adherence)、Nash LG(皮肤韧带,skin ligaments)、Li W(皮下筋膜带,subcutaneous fascial bands)、Stecco C(黏着线,lines of adhesions)、Taylor DA(黏着带,band of adhesion)等进行了进一步的研究,大多采用了"黏着带"的命名。与脂肪整形密切相关的黏着带主要位于腹壁及大腿。

腹部黏着带主要包括腹中部黏着带(belly/umbilical band)和腹下部黏着带(inguinal band)。体重正常者腹部黏着带不明显,随着脂肪的增多,黏着带逐渐显现。大多数腹中部黏着带穿经脐,少数位于脐上或脐下,其前方为上、下腹分界,后方为胸椎与腰椎交界处的腰背部黏着带。腹部黏着带的形成原因目前尚有争议,笔者通过自己多年的解剖研究发现,腹中部黏着带上、下区域的浅筋膜系统与深筋膜连接强度有差异,而非单纯腹中部黏着带区域的带状黏着所致;上腹皮下组织不能松垂越过腹中部黏着带,只能形成带状凹陷。腹下部黏着带由两侧髂前上棘连接阴阜区,下缘为腹股沟韧带,其浅筋膜与深筋膜连接紧密,锚定于深筋膜,上方皮下组织松垂,可覆于腹下部黏着带之上(图 1-11)。

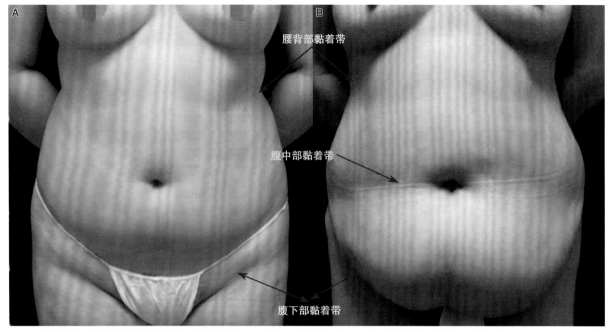

A. 中度肥胖者可见轻度腰背部及腹下部黏着带，未见腹中部黏着带；B. 重度肥胖者可见明显的腰背部、腹中部及腹下部黏着带

图 1-11 腹部黏着带

　　大腿黏着带主要位于大腿外侧髂胫束区域及内侧中下 1/3 交界处。大腿外侧髂胫束区域的黏着带为纵向黏着带，DAT 较少，浅筋膜与深筋膜粘连紧密，此处为抽吸的相对禁忌区。大腿内侧中下 1/3 交界处黏着带的形成原因类似于腹中部黏着带，是由于浅筋膜与深筋膜连接强度有差异所致（图 1-12）。

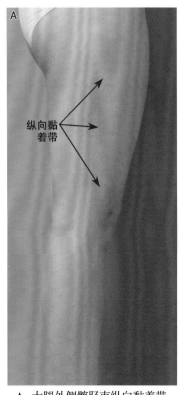
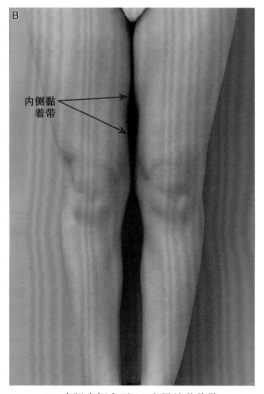

A. 大腿外侧髂胫束纵向黏着带　　　　　　　B. 大腿内侧中下 1/3 交界处黏着带

图 1-12 大腿黏着带

（三）机械功能

浅筋膜由胶原纤维与弹力纤维组成，可以向不同方向牵拉，并恢复原有形状，其发出浅层及深层皮肤支持韧带，构成紧密结合的三维网络结构，为脂肪组织提供支持，并将皮肤动态锚定于深层结构，使皮肤与肌肉能够相对独立运动。皮肤运动时皮下组织随之运动，由于浅筋膜系统的弹力，浅层脂肪组织的移动大于深层脂肪组织，减缓了对深筋膜的作用力，保护了穿经深筋膜的血管神经。反之，在肌肉收缩时，浅筋膜系统同样减缓或避免了对皮肤的作用力。而瘢痕组织由于浅筋膜系统缺失，失去缓冲，可能造成痛性瘢痕。脂肪抽吸亦要避免过度损伤浅筋膜系统，防止皮肤与肌肉粘连，导致凹凸不平或痛性跛行。

三、浅层脂肪组织

浅层脂肪组织分为顶层（apical layer）和晕层（areolar layer）。顶层紧邻网状真皮之下，包绕汗腺、毛囊、血管及淋巴管，亦称为附件周围层。该层细胞富含类胡萝卜素，呈黄色。顶层神经、血管和淋巴的过度损伤可导致红斑、色素沉着，甚至全层皮肤坏死。浅层脂肪抽吸技术主要是抽吸该层脂肪，需采用直径小于 2mm 的抽吸针管均匀抽吸。

顶层的深面为晕层，亦称为幔层（mantle layer）。眼睑、指甲床、鼻梁和阴茎无此层脂肪。正常体重的女性晕层脂肪厚度为 1～10mm，肥胖者可达 35mm 以上，被直立的弓状浅层皮肤支持韧带分隔为小叶，每个脂肪小叶呈棱柱形状，类似于蜂巢状（图 1-13）。晕层脂肪富含血管、淋巴管、神经、毛囊和汗腺。浅层皮肤支持韧带较深层皮肤支持韧带致密，向上与真皮、向下与浅筋膜呈榫卯状牢固结合。晕层脂肪富有弹性，具有"记忆功能"，较为稳固，移动性差，该层结构类似弹簧垫，可吸收外部压力，并将外部压力传导至更大的区域，增强皮肤抵抗外力的能力；当脂肪细胞肥大时晕层随之扩大，由于小叶两端结合牢固，因此仅能向小叶两侧扩张，体重减轻时则恢复原状。

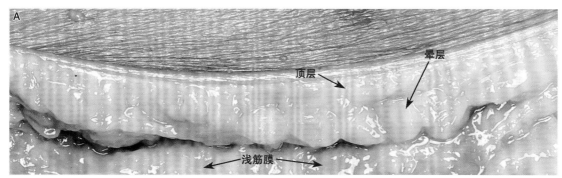

A. 顶层脂肪小叶小而致密，晕层脂肪小叶略大且呈棱柱状

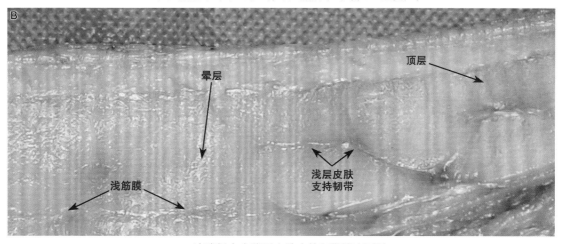

B. 冷冻标本中浅层皮肤支持韧带清晰可见

图 1-13　腹壁浅层脂肪组织

　　浅层脂肪组织一般为一层,在肥胖者可有数层。躯干部浅层脂肪组织的厚度比较均匀一致,区域性变化不明显。四肢浅层脂肪组织区域性变化较为明显,下肢厚于上肢。手掌及足底区浅层脂肪组织较薄,弓状浅层皮肤支持韧带多而致密,与深层结构连接紧密,主要起支持和保护作用,不参与新陈代谢,因此被称为结构性脂肪组织。眶隔脂肪也属于结构性脂肪组织。该类脂肪组织与脂肪抽吸无关。

　　皮肤及皮下组织的回缩主要是弓状隔的作用。脂肪抽吸时如损伤、破坏弓状隔,则会使皮肤不能回缩而松垂。Illouz、Avelar 建议仅抽吸深层脂肪组织,保留浅层脂肪组织的完整性。但 Fodor、Gasperoni 等认为抽吸浅层脂肪组织可以获得更好的效果,可采用 1.8～2.0mm 的抽吸针管,避免浅筋膜系统及血管、神经的损伤。

　　女性浅层脂肪组织的弓状隔发达,呈垂直状,且脂肪细胞较多,脂肪小叶排列成多层,因而容易形成奶酪样畸形(cellulite, cottage cheese deformity)。cellulite 一词为法语,原意为蜂窝织炎(cellulitis)。该术语源自 19 世纪法国的医学文献,指皮肤表面呈橘皮样或波浪形细微或粗糙的不规则的凹凸不平,其特征如填塞过度的枕头或床垫花纹,呈不规则盘状突起,以线形凹陷间隔(图 1-14)。'cottage cheese'(脱脂奶粉制奶酪)则形容皮肤表面呈现类似于奶酪表面不规则的凹凸不平。80%～90% 的白种女性青春期后会出现奶酪样畸形,常见部位为臀部、大腿、腹部、颈部,上肢有时亦可出现,饮食、健身及生活方式与其无直接关联性,但体重增加会加重畸形。产生该畸形的原因众多,皮下结缔组织的性别差异、局部张力增加的影响,以及局部循环和炎症等异常都起着重要的作用。MRI 和透射电子显微镜研究已经证实,奶酪样畸形与皮下纤维隔的厚度显著相关。浅层皮肤支持韧带向上与真皮牢固结合,向下与浅筋膜牢固结合,脂肪细胞柱上方呈乳头状突起延伸至真皮层,相应出现突出和凹陷。男性由于真皮厚,故不易产生奶酪样畸形。奶酪样畸形分度:0 度,站立及平卧时皮肤外观平整,环状挤压皮肤出现细微皱褶,无特征性的凹凸不平;Ⅰ度,站立及平卧时皮肤平整,环状挤压出现橘皮样改变;Ⅱ度,平卧时皮肤平整,站立时呈奶酪样改变;Ⅲ度,站立及平卧时均出现奶酪样改变。

　　浅层脂肪组织富含血管、淋巴管、神经、毛囊和汗腺等附属器,大多位于皮肤支持韧带的附近,可减少牵拉力及机械性外力的损害。

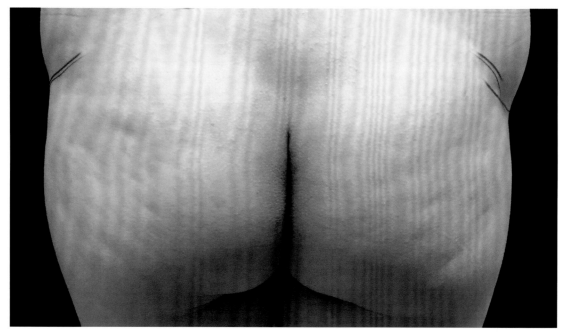

图 1-14　奶酪样畸形(臀部)

四、深层脂肪组织

深层脂肪组织亦称板层（lamellar layer），呈扁平状，仅存在于某些特定部位。深层脂肪组织的颗粒较大，纤维隔较为薄弱，呈水平分布。其形状和厚度取决于个体的性别、基因和饮食。深层脂肪组织中间厚，外周逐渐变薄，在其最远端浅筋膜与深筋膜连为一体，是最适合脂肪抽吸的位置。躯体前侧的深层脂肪组织通常薄于后侧，髂腰部的深层脂肪组织最厚，形成脂肪蓄积袋（fat accumulation pouch）。无论胖瘦与否，深层脂肪组织均由第 10 胸椎至股骨头逐渐增厚（图 1-15）。身体某些区域深层脂肪组织极少或缺如，深层皮肤支持韧带增厚，浅筋膜锚定于深筋膜，形成黏着带。

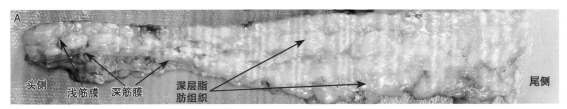

A. 大腿上外侧皮下脂肪矢状切面：深层脂肪组织由尾侧至头侧逐渐变薄，浅、深筋膜逐渐融为一体

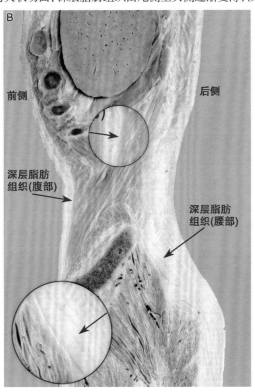

B. 躯体矢状面深层脂肪组织（正中线左侧10cm）：躯体前侧深层脂肪组织较薄，腰部深层脂肪组织最厚

图 1-15 深层脂肪组织

深层脂肪组织的脂肪小叶呈斜向或水平分布，平行于深筋膜。深层脂肪组织具有性别差异，女性深层脂肪组织常位于骨盆周围，如下腹部、腰部、臀部、大小转子处；男性则以上腹部多见。个体可根据体重减轻试验判断其深层脂肪的部位，即经过节食体重减轻后，依然存在脂肪蓄积的部位才是真正的深层脂肪组织，是脂肪抽吸的最佳部位。

深层皮肤支持韧带与浅筋膜及深筋膜结合松散，移动性较大，对皮肤相对于肌肉的移动及肌肉的运动起到润滑作用，故又称为润滑性脂肪筋膜系统（lubricant adipofascial system，LAFS）（图 1-16）。

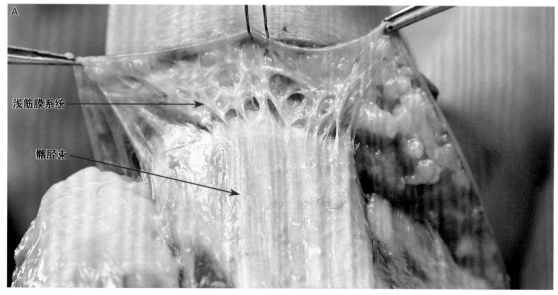

浅层脂肪组织

内侧 外侧

深层脂肪组织 浅筋膜 深筋膜

腹壁皮下脂肪冷冻标本水平切面可见外侧深层皮肤支持韧带与浅筋膜及深筋膜结合松散,移动性较大

图 1-16 润滑性脂肪筋膜系统

五、深筋膜

深筋膜为结构致密的纤维层,主要作用是连接肌肉骨骼系统的不同部分,并在一定距离上传递肌肉力量;其次是连接浅筋膜系统,影响皮肤及皮下组织整体的移动性,根据其厚度及与下层肌肉的关系,分为腱膜筋膜(aponeurotic fasciae)和肌外筋膜(epimysial fasciae)。

腱膜筋膜为发育良好的纤维鞘,呈亮白色,覆盖并固定一组肌肉。腱膜筋膜的平均厚度为 1mm(590~1 453μm),主要由 Ⅰ 型胶原纤维组成,弹力纤维的含量少于 1%,因而坚韧不易变形,常见的有髂胫束、小腿深筋膜、胸腰筋膜等。腱膜筋膜一般与肌肉及浅筋膜系统结合紧密,收缩肌肉时,皮肤及皮下组织整体移动性小或无移动性。该区域一般为谨慎抽吸区域,深筋膜浅面适当保留部分深层脂肪组织(图1-17)。

肌外筋膜是指所有与肌肉紧密相连较薄的胶原层,呈半透明状态,是躯干肌肉(如腹外斜肌、胸大肌、背阔肌和三角肌)典型的深筋膜。肌外筋膜薄于腱膜筋膜,厚度为 150~200μm,主要由 Ⅰ 型与 Ⅲ 型胶原纤维组成,弹力纤维含量比腱膜筋膜多(15%)。肌外筋膜覆盖于单一的肌肉,连接同质的肌束,决定其形态和体积。肌外筋膜与肌肉结合紧密,但与腱膜筋膜相比,其对肌肉运动传导范围及距离的影响作用较小。肌外筋膜与浅筋膜系统结合略松散,收缩肌肉时,皮肤及皮下组织整体移动性较大(图1-18)。

A

浅筋膜系统

髂胫束

A. 髂胫束为腱膜筋膜,周边浅筋膜系统发达

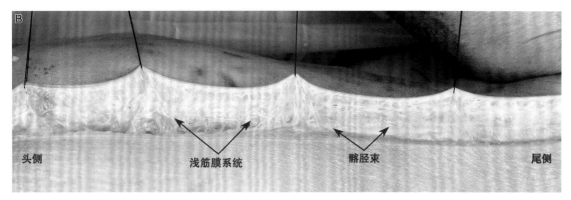

B. 浅筋膜系统发达致密，与髂胫束结合紧密

图 1-17 髂胫束及浅筋膜系统

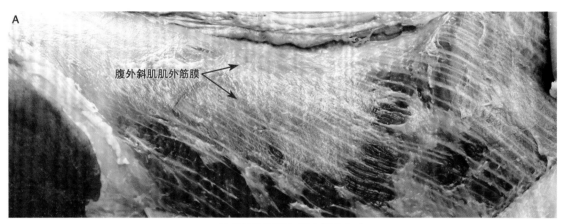

A. 较薄的胶原层与肌肉紧密相连

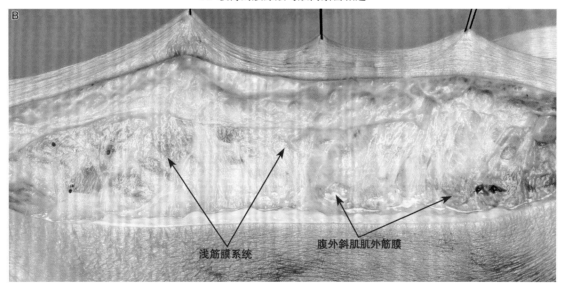

B. 腹外斜肌肌外筋膜与浅筋膜系统结合较为松散

图 1-18 腹外斜肌肌外筋膜

六、脂肪组织的血管、淋巴管及神经系统

（一）血管

脂肪组织有其独特的血流动力学，富含血运。消瘦者皮下脂肪组织的脂肪细胞血流量约为 20～

30pl/(cell·min)，脂肪组织的毛细血管过滤系数(capillary filtration coefficient)，即血管壁滤过能力，为静态骨骼肌的2～3倍。肥胖女性随着脂肪组织的增加，灌注需求增加，血容量随之增加，局部血流动力学也发生改变。

1.动脉　动脉在皮下组织中的走行方向与浅筋膜系统密切相关，首先沿着浅筋膜水平斜行走行较长距离后，再伴行皮肤支持韧带由深至浅垂直走向皮肤。皮肤支持韧带不仅可以保护血管，还可以在皮肤过度移动时防止血管移位。

2.静脉　浅表静脉系统包括网状静脉及体表静脉。网状静脉在浅层脂肪形成平行于皮肤表面的静脉网。大隐静脉、头静脉等体表静脉走行于深层脂肪组织中，由浅筋膜系统包裹，其外膜与浅筋膜系统连接，从而保持血管的开放(图1-19)。

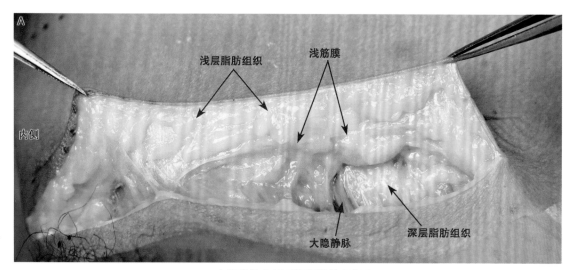

A. 大隐静脉走行于深层脂肪组织中

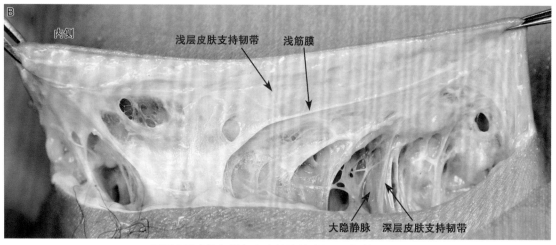

B. 深层皮肤支持韧带与大隐静脉外膜相连，保持血管开放

图1-19　大隐静脉与浅筋膜系统

（二）淋巴管

浅表淋巴管起自真皮下淋巴管网，被纤维隔包绕保护，走行途中收纳脂肪小叶中的毛细淋巴管，沿着皮肤支持韧带向下穿行至浅筋膜，形成皮下淋巴管网，随后汇入深层脂肪组织中的较大淋巴管。

（三）神经

神经在皮下组织的分布与血管、淋巴管类似，形成真皮下神经网及皮下神经网。

综上所述，浅筋膜与血管、淋巴管及神经连接紧密，因而浅筋膜与热量调节、淋巴回流、静脉循环及皮肤感觉密切相关。

虽然脂肪抽吸及注射是最常见的美容手术,大容量脂肪抽吸及脂肪注射改变了皮下组织的结构及组成,但其对人体代谢、血流动力学的影响尚不清楚。

Klein S 等的研究结果表明,腹部肥胖患者抽吸大量皮下脂肪可能具有美容塑形的作用,但并没有显著改变肌肉、肝脏或脂肪组织的胰岛素敏感性及 C 反应蛋白、白细胞介素 -6、肿瘤坏死因子 α 和脂联素的分泌,也并没有显著影响冠心病的其他危险因素(血压和血糖、胰岛素和脂质浓度)。而适度节食,体重减轻可降低肝脏和肌肉脂肪含量、脂肪细胞大小、内脏脂肪数量及炎症细胞因子在血液中的浓度。腹部吸脂并不能显著改善肥胖相关的代谢异常。单独减少脂肪组织无法获得体重减轻的代谢益处,脂肪抽吸并非治疗肥胖及其合并症的有效方法。Sailon AM 等则认为脂肪抽吸并非单纯的美容手术,虽然目前的研究数据相互矛盾,但是大容量脂肪抽吸似乎可以对心血管疾病的危险因素、代谢平衡及胰岛素抵抗有着积极作用。Kral JG 等认为脂肪抽吸改变了皮下和内脏脂肪的比例,可能增加心血管疾病的风险。此外,尚无研究评估去除脂肪组织微血管对局部血流动力学的影响。我们有必要进一步深入研究大容量脂肪抽吸对机体的整体影响。

七、皮肤 - 皮下组织复合体

脂肪整形技术不仅仅是去除或增加脂肪组织,而是对皮肤 - 皮下组织复合体(skin/subcutaneous complex,SSC)整体的塑形。SSC 为异质三维结构,包括皮肤、皮下脂肪、浅筋膜系统及皮肤与深层平面之间的连接方式。由于迄今为止还没有一种力学模型能够准确模拟由组织形成的 SSC 的解剖结构,且同时考虑到皮肤的延展性、结缔组织的排列和各组分的移动性,因此还难以预测塑形术后软组织的转归。

SSC 中起主要作用的是浅筋膜系统,为皮肤和皮下脂肪组织提供支持,并将皮肤动态锚定于深层结构,使皮肤与肌肉能够相对独立运动,维持 SSC 的形态及功能。浅筋膜系统有利于皮肤的移动,从而保护皮下组织及深层结构免受物理损伤。

当脂肪组织增大、增多时,SSC 发生相应改变。深层脂肪组织的增加,片状的脂肪小叶受深层皮肤支持韧带的限制,以垂直方向的增厚为主、水平方向的面积增大为辅,即向前增厚为主、向两侧扩展为辅;深层脂肪组织的增多增加了 SSC 的厚度。由于浅层皮肤支持韧带较深层皮肤支持韧带致密,且与真皮及浅筋膜以榫卯状牢固结合,其两端结合牢固,导致圆柱状的脂肪小叶仅能向两侧水平扩张,增加皮肤的面积,即浅层脂肪组织的增多,增加了 SSC 的广度,导致皮肤扩张,但对 SSC 的厚度影响较小。随着浅、深层脂肪组织体积的进一步增加,SSC 的厚度及面积逐渐扩展,浅层脂肪组织上方乳头状突起延伸至真皮层,出现相应的突出和凹陷,则产生奶酪样畸形。若真皮的弹力纤维过度伸张使之断裂,则形成萎缩纹(striae atrophicae)。深层皮肤支持韧带各纤维层间的距离加大,纤维隔拉长,加之重力作用,最终使其失去原有的支持固定作用而导致 SSC 整体松垂。随着年龄的增大和日光损害,整个皮肤 - 脂肪 - 浅筋膜系统变得松弛而延长。

根据肥胖时 SSC 的特点,脂肪整形的目的一是减少脂肪量,二是促进皮肤的回缩,两者缺一不可。此外,应保持 SSC 的各项功能。

深层脂肪组织抽吸的主要目的是减少脂肪量,从而使 SSC 恢复到原有的厚度。但由于深层脂肪组织为润滑性脂肪筋膜系统,对皮肤相对于肌肉的移动及肌肉的运动起到润滑作用,因此抽吸深层脂肪组织时应注意保留适量的脂肪组织,并保护深层皮肤支持韧带及深筋膜的完整性,保持其润滑作用。SSC 厚度的减少可引起皮肤部分回缩。

浅层脂肪组织抽吸的主要目的是促进皮肤回缩,主要抽吸晕层,以减少脂肪小叶的水平扩张,使浅层皮肤支持韧带的弓状隔复原。弓状隔富有弹性,具有"记忆功能",是皮肤回缩的主要因素。抽吸浅层脂肪组织时应尽可能减少对弓状隔的损伤,其次禁忌过度抽吸浅层脂肪组织,以保持浅层脂肪组织缓冲和吸收外力的功能。

重度肥胖者,其浅筋膜系统受损,常规抽吸浅、深层脂肪组织并不能使皮肤有效回缩。此时应实施浅层抽吸技术,广泛、均匀抽吸松弛区域浅层脂肪组织的顶层,使之紧邻网状真皮,形成均匀一致的薄层瘢痕组织,进一步促进皮肤回缩(图 1-20)。应谨慎使用浅层抽吸技术,以免过度损伤顶层神经、血管和淋巴,导致血清瘤、红斑、色素沉着,甚至全层皮肤坏死。

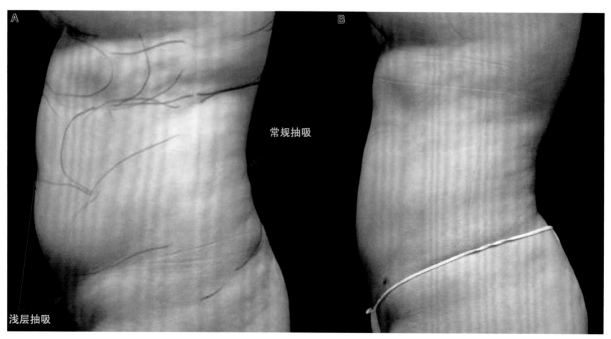

A. 下腹采用浅层抽吸技术,腰部常规抽吸浅、深层脂肪组织;B. 术后 2 个月,腹部及腰部皮肤回缩良好

图 1-20　脂肪整形的皮肤回缩

参 考 文 献

[1] CRANDALL D L, HAUSMAN G J, KRAL J G. Review of the Microcirculation of Adipose Tissue: Anatomic, Metabolic, and Angiogenic Perspectives[J]. Microcirculation, 1997, 4(2): 211-232.

[2] HAUSBERGER F X. Quantitative studies on the development of developments of autotransplants immature adipose tissue of rats[J]. Anatomical Record, 1955, 122(4): 507-515.

[3] GREEN H, KEHINDE O. Sublines of mouse 3T3 cells that accumulate lipid[J]. Cell, 1974, 1(3): 113-116.

[4] BJÖRNTÖRP P, SJÖSTRÖM L. Does adipocyte hypercellularity in obesity exist?[J]. Br Med J, 1979, 1(6157): 197-198.

[5] KROTKIEWSKI M, BJÖRNTORP P, SJÖSTRÖM L, et al. Impact of obesity on metabolism in men and women. Importance of regional adipose tissue distribution[J]. J Clin Invest, 1983, 72(3): 1150-1162.

[6] HAQQ A M, RENE P, KISHI T, et al. Characterization of a novel binding partner of the melanocortin-4 receptor: attractin-like protein[J]. Biochem J, 2003, 376(Pt 3): 595-605.

[7] STEPPAN C M. The hormone resistin links obesity to diabetes[J]. Nature, 2001, 409(6818): 307-312.

[8] ZUK P A, ZHU M, MIZUNO H, et al. Multilineage cells from human adipose tissue: implications for cell-based therapies[J]. Tissue Eng, 2001, 7(2): 211-228.

[9] ZUK P A. The Adipose-derived Stem Cell: Looking Back and Looking Ahead[J]. Molec Biol Cell, 2010, 21(11): 1783-1787.

[10] THOMOU T, MORI M A, DREYFUSS J M, et al. Adipose-derived circulating miRNA sregulate gene expression in other tissues[J]. Nature, 2017, 542(7642): 450-457.

[11] YING W, RIOPEL M, BANDYOPADHYAY G, et al. Adipose Tissue Macrophage-Derived ExosomalmiRNAs Can Modulate In Vivo and In Vitro Insulin Sensitivity[J]. Cell, 2017, 171(2): 372-384.

[12] ANNA F, WILL W, PAUL M. Fat Body Cells Are Motile and Actively Migrate to Wounds to Drive Repair and Prevent Infection[J]. Developmental Cell, 2018, 44(4): 460-470.

［13］ILLOUZ Y G. Body sculpting by lipoplasty［M］. New York：Churchill Livingstone，1989.

［14］MARKMAN B. Anatomy and physiology of adipose tissue［J］. Clin Plast Surg，1989，6（2）：235-244.

［15］GIL A，OLZA J，GIL-CAMPOS M，et al. Is adipose tissue metabolically different at different sites?［J］. Int J Pediatr Obes，2011，6 Suppl 1：13-20.

［16］NEDUNGADI T P，CLEGG D J. Sexual dimorphism in body fat distribution and risk for cardiovascular diseases［J］. J Cardiovasc Trans Res，2009，2（3）：321-327.

［17］BROOKS J S，PEROSIO P M. Adipose Tissue［M］//MILLS S E. Histology for Pathologists. 2nd ed. New York：Lippincott Williams & Wilkins，1997：167-196.

［18］BERLAN M，LAFONTAN M［M］//LLLOUZ Y G，de VILLERS Y T. Body sculpturing by iipoplasty. London：Chur-chill-Livingstone，1989：439-456.

［19］STANDRING S. Gray's anatomy［M］. 41ed. Amsterdam：Elsevier Limited，2016.

［20］NAKAJIMA H，IMANISHI N，MINABE T. et al. Anatomical study of subcutaneous adipofascial tissue：a concept of the protective adipofascial system (PAFS) and lubricant adipofascial system (LAFS)［J］. Scand J PlastReconstr-SurgHand Surg，2004，38（5）：261-266.

［21］LI，W，AHN A C. Subcutaneous fascial bands：A qualitative and morphometric analysis［J］. PLoS ONE，2011，6（9）：e23987.

［22］ABU-HIJLEHM F，ROSHIER A L，AL-SHBOUL Q，et al. The membranous layer of superficial fascia：evidence for its widespread distribution in the body［J］. SurgRadiolAnat，2006，28（6）：606-619.

［23］LOCKWOOD T. Superficial fascial system (SFS) of the trunk and extremities：a new concept［J］. Plast ReconstrSurg，1991，87（6）：1009-1018.

［24］SCHULTZR L，FEITIS R. The Endless Web Fascial Anatomy and Physical Reality［M］. Berkeley：North Atlantic Books，1996.

［25］ROHRICH R J，SMITH P D，MARCANTONIO D R，et al. The zones of adherence：role in minimizing and preventing contour deformities in liposuction［J］. Plast ReconstrSurg，2001，107（6）：1562-1569.

［26］NASH L G，PHILLIPS M N，NICHOLSON H，et al. Skin ligaments：regional distribution and variation in morphology［J］. Clin Anat，2004，17（4）：287-293.

［27］TAYLOR D A. Zones of Adhesion of the Abdomen：Implications for Abdominoplasty［J］. Aesthetic Surgery J，2017，37（2）：190-199.

［28］AVELAR J. Regional distribution and behavior of the subcutaneous tissue concerning selection and indication for lipo-suction［J］. Aesthetic Plast Surg，1989，13（3）：155-165.

［29］FODOR P B. From the Panniculus Carnosus (PC) to the Superficial Fascia System (SFS)［J］. AesthPlastSurg，1993，17（3）：179-181.

［30］GASPERONI C，SALGARELLO M，EMILIOZZI P. Subdermal liposuction［J］. Aesth Plast Surg，1990，14（2）：137-142.

［31］GASPERONI C，SALGARELLO M. Rationale of Subdermal Superficial Liposuction Related to the Anatomy of Subcu-taneous Fat and the Superficial Fascial System［J］. AesthPlastSurg，1995，19（1）：13-20.

［32］ROSSI A M，KATZ B E. A modern approach to the treatment of cellulite［J］. Dermatol Clin，2014，32（1）：51-59.

［33］FRIEDMANN D P，VICK G L，MISHRA V. Cellulite：a review with a focus on subcision［J］. Clin CosmetInvestig Dermatol，2017，10：17-23.

［34］BENETAZZO L，BIZZEGO A，DE CARO，R，et al. 3D reconstruction of the crural and thoracolumbar fasciae［J］. SurgRadiolAnat，2011，33（10）：855-862.

［35］STECCO A，GILLIAR W，BRAD S. The anatomical and functional relation between gluteus maximus and fascia lata［J］. J Bodywork Mov Ther，2013，17（4）：512-517.

［36］STECCO C，PAVAN P，PACHERA P，et al. Investigation of the mechanical properties of the human crural fascia and their possible clinical implications［J］. SurgRadiolAnat，2014，36（1）：25-32.

［37］PURSLOWV P P. Muscle fascia and force transmission［J］. J Bodywork Mov Ther，2010，14（4）：411-417.

［38］KLEIN S，FONTANA L，YOUNG V L，et al. Absence of an effect of liposuction on insulin action and risk factors for coronary heart disease［J］. N Engl J Med，2004，350（25）：2549-2557.

［39］BORIANI F，VILLANI R，MORSELLI P G. Metabolic effects of large-volume liposuction for obese healthy women：a meta-analysis of fasting insulin levels［J］. Aesth Plast Surg，2014，38：1050-1056.

［40］SAILON A M，WASSERBURG J R，KLING R R，et al. Influence of Large-Volume Liposuction on Metabolic and Car-diovascular Health［J］. Ann Plas Surg，2017，79（6）：623-630.

［41］ MATARASSO A，KIM R W，KRAL J G. The impact of liposuction on body fat［J］. Plast ReconstrSurg，1998，102（5）：1686-1689.

［42］ SAITO H，TAMURA T. Subcutaneous fat distribution in Japanese women. Part 1. Fat thickness of the trunk［J］. Ann Physiol Anthropol，1992，11（5）：495-505.

［43］ HERLIN C，CHICA-ROSA A，SUBSOL G，et al. Three-dimensional study of the skin/subcutaneous complex using in vivo whole body 3T MRI：review of the literature and confirmation of a generic pattern of organization［J］. Surg Radio Ana，2015，37（7）：731-741.

第二章　面　颈　部

第一节　面　　部

一、概述

（一）面部软组织特点

面部软组织呈层状结构，由浅至深为皮肤、浅层脂肪组织、SMAS、深层脂肪组织、深筋膜、骨膜及其他深层组织。面部不同区域的结构有所差异，深筋膜覆盖腮腺、咬肌、颊脂肪垫和颞肌等深层组织（图 2-1）。面部皮下脂肪有不同类型：口周脂肪含有较多纤维组织；面中部的脂肪主要为较致密的结构脂肪；而颊脂垫和眶隔内脂肪等深层脂肪组织，脂肪小叶较大，结构较为松软。这些不同组织的边界对上述与年龄相关的临床表现的形成起着至关重要的作用。在面部软组织中，SMAS 是面部筋膜系统的关键结构，其与真皮及深筋膜之间有许多结缔纤维组织牢固连接，脂肪层与 SMAS 也有密切的关系，这些纤维组织作为锚定装置，将皮肤和浅筋膜固定在下层深筋膜和面部骨骼，并在解剖位置上固定，从而支持并锚定面部软组织，使之对抗重力。纤维连接组织命名较为混乱，如韧带（ligament）、纤维隔（septa）、黏着带（band of adhesion）或固定带（zone of fixation）等。Alghoul M 等建议统一命名为支持韧带（retaining ligament）。

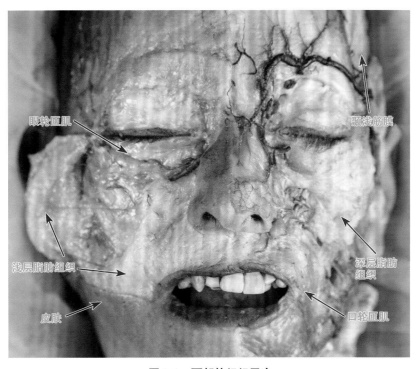

图 2-1　面部软组织层次

面部上 1/3 有骨性结构支撑，衰老的表现主要是脂肪容积的减少。面部下 2/3 缺少骨骼支撑物，由皮肤、黏膜及其中间的腺体、肌肉和其他软组织组成，其支持系统主要由 SMAS 及其发出的皮肤支持韧带组成，衰老的表现主要是支持系统的松弛，伴有骨骼与脂肪容积的减少。面部下 2/3 在两侧有"三明治"样的软组织,由前面的颊部上颌纤维隔、侧面的颧弓纤维隔及两者之间的颧部皮肤韧带形成类似"窗帘杆"的支撑系统(图 2-2)。这些韧带和纤维隔起源于骨膜(或深筋膜),并穿过软组织和 SMAS,止于真皮。此外,咬肌皮肤韧带、下颌韧带及颈阔肌韧带等也有稳定的支撑作用。

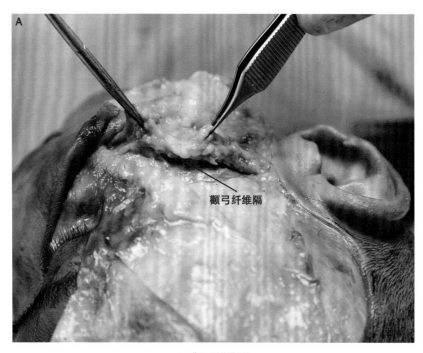

A. 颧弓纤维隔

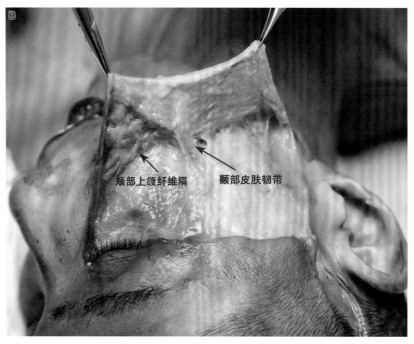

B. 颊部上颌纤维隔及颧部皮肤韧带

图 2-2　面中下部支撑系统

　　面部浅层脂肪组织分为两种类型(图 2-3):①Ⅰ型脂肪组织包括面中部、眶周部分区域、额部、颞部及颈部,其浅层脂肪与皮肤的连接较为松散,皮肤容组织易与脂肪层分离。Ⅰ型脂肪组织为结构性脂肪组织,脂肪小叶被网状纤维隔包绕,具有特定的黏弹性。②Ⅱ型脂肪组织主要分布于口周、鼻部及眉部,其皮肤、面部肌肉与包绕脂肪的胶原网状结构连接紧密,皮肤韧带及表情肌止于皮肤,无法钝性分离。Ⅱ型脂肪组织为纤维性脂肪组织,脂肪位于网状交织的胶原纤维、弹性纤维和肌纤维之间。Ⅰ型与Ⅱ型脂肪组织的交界区为鼻唇沟、唇颊沟和颏下沟。

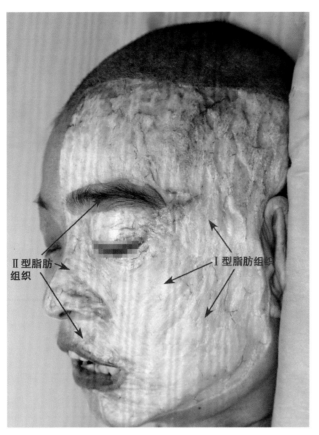

Ⅱ型脂肪组织

Ⅰ型脂肪组织

图 2-3　面部浅层脂肪组织

深层脂肪组织被纤维隔分隔成室,脂肪室之间的纤维隔源自面部表情肌及其深面的骨骼,其间有面神经分支、面动脉和静脉分支穿行。在面部深筋膜深层有不连续的脂肪组织,如颊部脂肪垫等。

（二）面部脂肪室

2007 年,Rohrich RJ 等提出面部脂肪室的概念,即面部脂肪被纤维隔分隔,由多个分离的解剖区域组成。室间的纤维隔有神经和血管穿行期中。老化过程主要是面部组织容积缩减的结果。脂肪室容积缩减的差异性导致面部轮廓不协调,也称为假性下垂,即随着年龄的增长,面中部深层脂肪的特定性萎缩降低了浅层脂肪垫的凸起,导致外覆皮肤过多和松垂的错觉。年轻的面容与此不同,其脂肪室之间过渡流畅,形成平整光滑的轮廓。

1. 浅层脂肪室　面部可见多个明显的皮下脂肪室:鼻唇浅层脂肪室、颊颊部浅层脂肪室、额颞部浅层脂肪室、眶部浅层脂肪室、颏部浅层脂肪室。(图 2-4)。各脂肪室彼此分开,未覆盖泪沟、眶外侧增厚区或颧弓的区域。年龄增加对鼻唇浅层脂肪室的下移影响较大。上述脂肪室对面容老化有显著影响。

面部浅层脂肪室被结缔组织的纤维束所分隔,其源于深层筋膜穿行至真皮,并包含供应皮肤的穿支血管。这些筋膜韧带限制面部的剪切力,从而形成"保护系统",保持面部稳定的血液供应。但深层脂肪室的纤维隔内不含有血管。

（1）鼻唇浅层脂肪室:位于颊部脂肪内侧的前面,覆盖于颌部之上。上缘为眼轮匝肌限制韧带（orbicular retaining ligament, ORL）。鼻唇浅层脂肪室位于眼轮匝肌下部深层脂肪的内侧,紧邻颧大肌下缘。

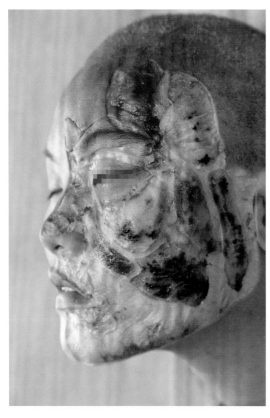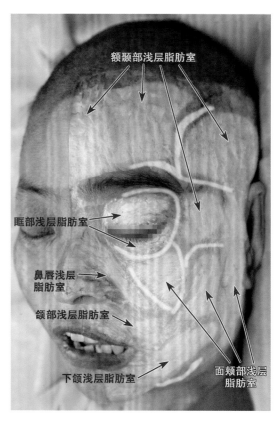

图 2-4　面部浅层脂肪室

（2）颞颊部浅层脂肪室：包括内侧、中部和外侧颞 - 颊脂肪室。内侧颞颊部脂肪室位于鼻唇沟外侧，颌部脂肪上方，ORL 之下及眶部脂肪室外侧。中部颞颊部脂肪室位于腮腺浅面。内侧和中部脂肪室的致密纤维基底对应颧弓韧带。外侧颞 - 颊脂肪室也位于腮腺浅面，颊部外侧纤维隔恰恰位于该脂肪室的前方。

（3）额颞部浅层脂肪室：包括中线处的中央脂肪室和左右两侧的中部脂肪室。外侧颞 - 颊脂肪室位于后者外侧。

（4）眶部浅层脂肪室：由 3 个室组成，包括上眶部浅层脂肪室、下眶部浅层脂肪室和外侧眶部浅层脂肪室。环状结构的 ORL 是其边界。

（5）颌部浅层脂肪室：颌部浅层脂肪室紧邻降口角肌。内侧边界为降口唇肌，下界为颈阔肌膜部。值得注意的是，其与鼻唇脂肪互不相连且截然不同。

2. 深层脂肪室　深层也存在脂肪室，包括颞部、颊部、轮匝肌下部、眼轮匝肌后部和颊脂垫，其位于面肌上、下，利于肌肉运动（做表情和咀嚼）。既往已发现面部老化时颞部深层脂肪组织发生萎缩，目前又发现面部老化时颊部内侧深层脂肪组织亦发生萎缩。尸体解剖进一步证实颊部内侧深层脂肪组织分为 2 个区域，均位于颧大肌内侧，被提口角肌分隔；内侧大部分与梨状肌相接，外侧覆于上颌骨之上。深层脂肪室支撑被覆的皮下脂肪，其体积丧失导致前颧突度降低，鼻唇沟加深，并可造成下睑的"V"形畸形。进一步研究发现，鼻唇深层脂肪室的脂肪细胞的平均大小远大于颊部内侧深层脂肪室的脂肪细胞，部分原因可能是鼻唇深层脂肪室位于肌肉上方，有丰富的血管供应，且其代谢活动高于深层脂肪组织，而后者相对惰性，贴近骨骼受其压迫，造成相对萎缩。

与面部年轻化关联最多的是颊部深层脂肪室、眼轮匝肌下脂肪垫（suborbicularis oculi fat pad，SOOF）、鼻唇深层脂肪室及颧部浅层中部、高位脂肪室（图 2-5）。

由于颊部深层脂肪室由较小的脂肪细胞组成，萎缩较快，因此应首先填充上述脂肪室，为后续的浅层填充建立基础。定位准确时，使用少量的脂肪即可获得相应的临床效果，可减少注射大量脂肪（尤其是在浅层脂肪室）造成的过量填充的外观。Rohrich推荐的次序是首先填充颊部深层脂肪室（内、外侧），最后填充高位（浅层）外侧脂肪室。通过个体化部分面部提升方法分离SMAS，使之在不同的矢量方向桥接深层和浅层脂肪室，从而形成平滑的颊部轮廓。

二、面上部

（一）颞部

1. **概述** 颞部位于颅顶的两侧，为颞肌和颞筋膜在头部的分布区域，上界为颞上线，下界为颧弓上缘，前界为眶外侧缘，后界为颞肌后缘。李青峰等将颞部凹陷区域定义为：上界为颞上线，下界为颧弓上缘，前界为眶外侧缘，后界为发际线。但临床脂肪移植的后界往往位于发际线内数厘米，接近颞肌后缘区域。

此部位的组织层次由浅入深可分为皮肤、皮下组织、颞浅筋膜、颞浅筋膜下疏松组织、颞深筋膜、颞肌、颅骨骨膜和颅骨，共8层。颞部皮下脂肪较薄，与皮肤结合紧密。颞浅筋膜属于SMAS的一部分，为中度致密富含血管的结缔组织膜，厚约2mm；上方与帽状腱膜连续，下方与其深面的颞深筋膜浅层汇合，附着于颧弓外缘，前上方与额肌相连，后方与枕肌和耳后肌相连；内有颞浅动脉额支及颧颞内侧静脉

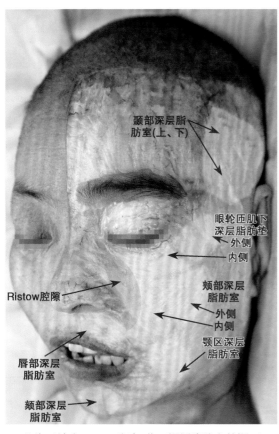

蓝染区域为Ristow腔隙，位于深层脂肪室的深面

图 2-5 面部深层脂肪室

（medial zygomaticotemporal vein，MZTV）走行。颞浅筋膜深面为疏松结缔组织，经颧弓表面延续于面部SMAS下的脂肪组织，呈网织状或泡沫状，结构疏松。疏松组织层可见颧颞内侧静脉（哨兵静脉）及少量穿支血管，面神经颞支紧贴颞浅筋膜深面走行于此层组织中。该层为乏血管区，在颧弓附近处含薄层脂肪组织，并与SMAS下脂肪组织相连续。颞深筋膜坚韧致密，覆盖于颞肌表面，上缘附着于颞上线，向下分为浅层和深层，浅层附着于颧弓外面，深层附着于颧弓内面。浅层和深层之间有颞浅脂肪垫、颞中静脉、颞中动脉及颧颞神经。其中，颞浅脂肪垫在颞中静脉之下，为乏血管区。颞深脂肪垫位于颞深筋膜深面，是颊脂垫在颞部的延伸，由于其与颊部颊脂垫相通，因此在此处注射脂肪可能会发生颊部移位。颞肌呈扇形，位于颞窝内，起自颞鳞，止于下颌骨的冠突。颞肌的厚度有明显差异，前下区最厚，后区最薄。由三叉神经支配，其血供有颞中动脉及颞深动脉（图2-6）。

浅层脂肪室的分区由区域血液供应所限定，其位置与主要来源血管的位置有关。颞部浅层脂肪室位于皮下，有颞颊后侧脂肪室、眶外侧脂肪室，两者的分隔内有血管走行。颞颊后侧脂肪室的内侧是由眶上血管弓的一个分支与颞浅动脉吻合，在中央前额和颞部之间形成边界；外侧边界为颞浅动脉，对应于耳前皱褶（图2-7）。深层有颞上筋膜室、颞下筋膜室，由颞上筋膜隔、颞下筋膜隔、眶周支持韧带、颧皮肤韧带分隔（图2-8）。

颞部注射脂肪的安全区域为相对乏血管层，包括皮下脂肪、颞浅筋膜下疏松组织、颞浅脂肪垫。皮下脂肪因与皮肤结合紧密，应适量注射脂肪，以免造成表面凹凸不平。颞浅筋膜下疏松组织较为疏松，可以安全容纳较多量的脂肪，临床上多注射于该层（图2-9）。颞部重度凹陷者，可注射于颞中静脉下方的颞浅脂肪垫，应穿刺颞浅筋膜和颞深筋膜浅层，有明显的突破感，进入颞浅脂肪垫，该层注射不易导致皮肤表面凹凸不平，但该层仅为解剖意义上的安全层，有误入颞中静脉的风险。虽然颞部骨膜下层也是乏血管区，但有误伤颞肌内血管的可能性，建议东方人谨慎注射。

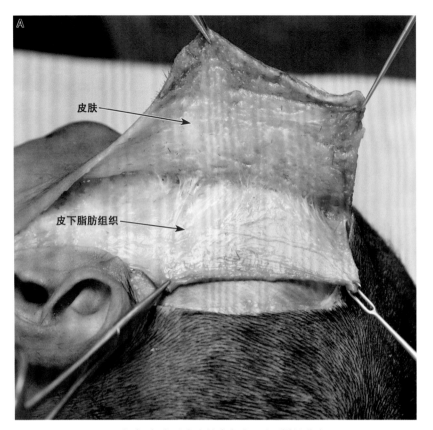

A. 皮肤: 与皮下脂肪结合紧密, 需要锐性分离

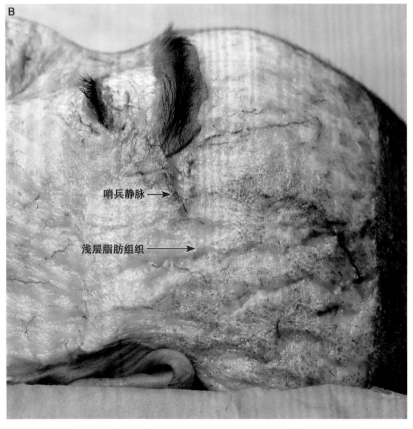

B. 皮下组织: 较薄, 与皮肤及颞浅筋膜结合紧密, 内有哨兵静脉

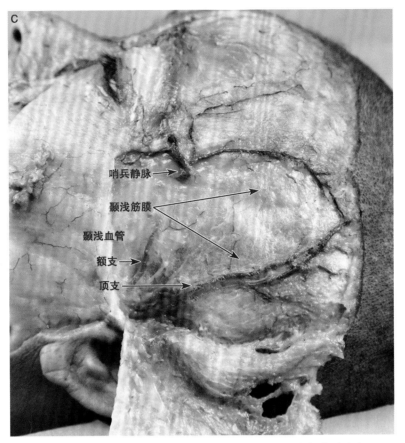

C. 颞浅筋膜：富含血管，内有颞浅动脉额支及颧颞内侧静脉走行

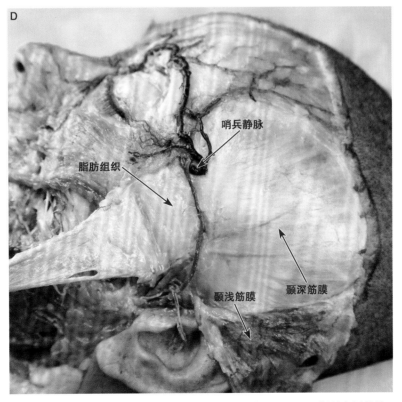

D. 颞浅筋膜下疏松组织：呈网织状或泡沫状，结构疏松，可见颧颞内侧静脉

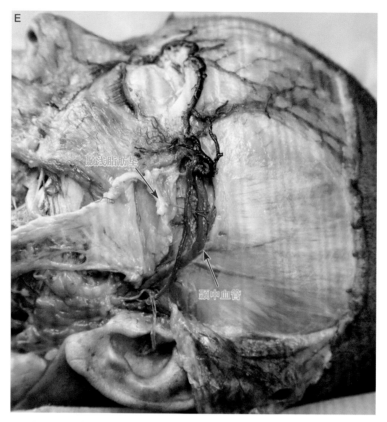

E. 切开颞深筋膜浅层，可见颞浅脂肪垫、颞中静脉、颞中动脉及颧颞神经

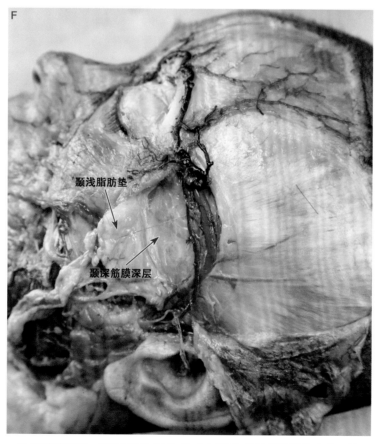

F. 颞浅脂肪垫：在颞中静脉之下，为乏血管区，为注射脂肪的安全区域

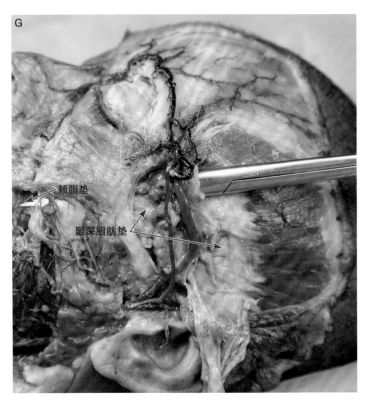

G. 切开颞深筋膜深层，可见颞深脂肪垫，与颊脂垫相通（剪刀所示），注射脂肪可能发生颊部移位

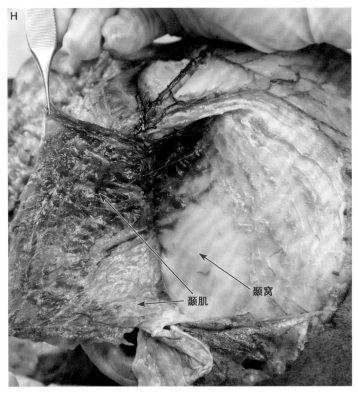

H. 掀起颞肌，内有颞中动脉及颞深动脉，骨膜下为乏血管区

图 2-6　颞部层次

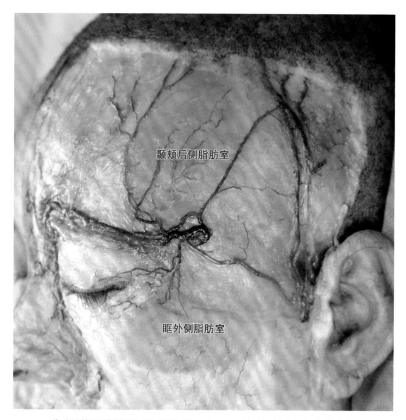

分为颞颊后侧脂肪室、眶外侧脂肪室,两者的分隔内有血管走行

图 2-7　颞部浅层脂肪室

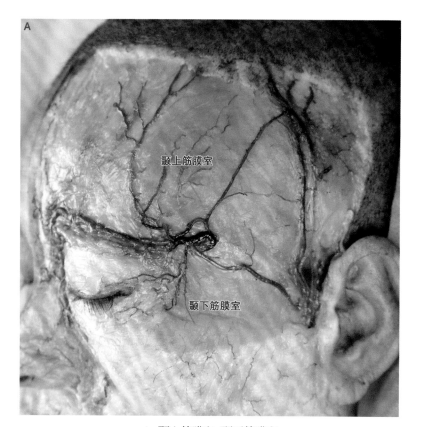

A. 颞上筋膜室、颞下筋膜室

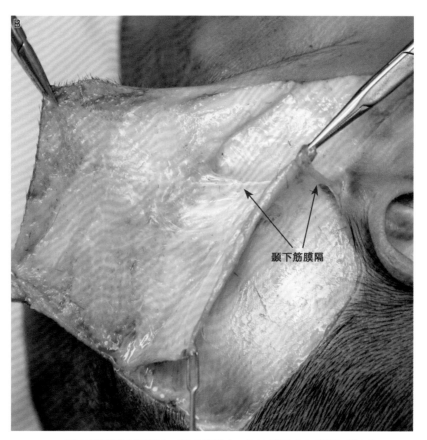

B. 颞下筋膜隔分隔颞上、颞下筋膜室,上述筋膜室与颊部不相通

图 2-8 颞部深层脂肪室

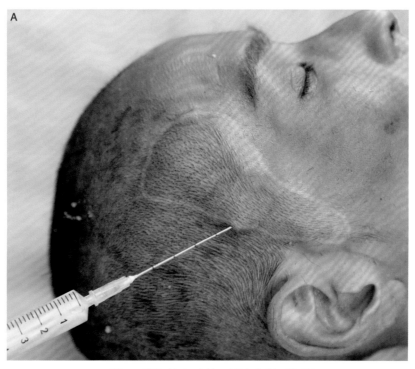

A. 颞上区域注射后,白线区域内为颞上筋膜室

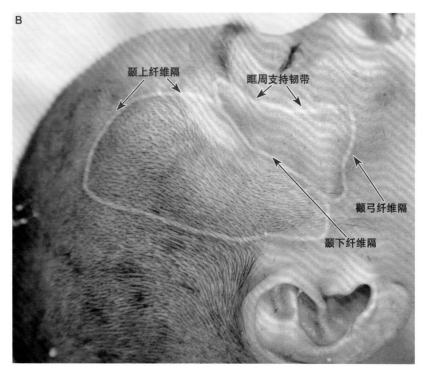

B. 颞下区域注射后，白线区域为颞上、颞下筋膜室

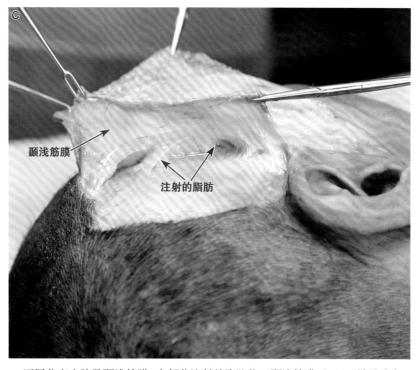

C. 逐层分离皮肤及颞浅筋膜，大部分注射的脂肪位于颞浅筋膜下，且不易导致表面凹凸不平

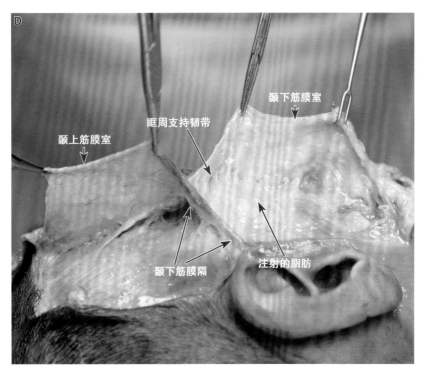

D. 显露颞上、颞下筋膜室，二者被颞下筋膜隔分隔

图 2-9 颞部注射脂肪

2. 颞部脂肪注射的"危险区域" 由于面部血管体系广泛存在交通吻合支，因此增加了面部注射的风险。大多数血管并发症是由动脉闭塞引起的，严重者可以导致视力丧失、脑梗死等；但静脉阻塞也可导致各种并发症，如持续性钝痛、皮肤颜色改变、毛发脱失和皮肤坏死。

颞部的动脉血供来自颈外动脉的分支——颞浅动脉、上颌动脉分支、颞中动脉、颞深前动脉、颞深后动脉，且静脉与动脉相伴随，相互交织成网，并与眼动脉及颅内动脉有丰富的吻合支；静脉回流由同名颞部静脉收集于翼丛或下颌后静脉，最终注入上颌静脉；运动神经为穿过颧弓的颞支和颧支。

颞部血液供应主要来源于颈外动脉，眼动脉与颈外动脉分支有很多的吻合支，如眼动脉在眶内的分支——脑膜前动脉，与脑膜中动脉的眼眶支吻合；眼动脉的眶上动脉、滑车上动脉、鼻背动脉及泪腺动脉，与同侧颞浅动脉、内眦动脉（面动脉终支）、上颌动脉及对侧颈外动脉分支均有吻合。在正常的生理情况下，这些吻合支相互交通。当在颞部注射时，若注射物进入颞部动脉，同时注射压力过大时，注射物可以沿其吻合支逆行至眼动脉，从而导致视网膜中央动脉栓塞，出现视力障碍，甚至导致失明。此外，若一侧颈内动脉在发出眼动脉之前出现闭塞，由于上述侧支循环的存在，其将代替颈内动脉为眼动脉供血，此时若在颈外动脉的颞浅动脉、面动脉、上颌动脉分支区域注射，注射物可经侧支循环到达眼动脉干，若进入视网膜中央动脉，则可致失明（在此种情况下，无须增大注射压力就可致失明）。

颞部注射发生脑梗死乃至脑出血的可能途径有：①经同侧眼动脉吻合支。存在上述颈外动脉颞部与眼动脉的吻合支时，由于注射压力过大，导致注射物沿血管逆行至眼动脉，继续逆行达到颈内动脉，再沿血流上行，进入大脑中动脉、大脑前动脉，或者到达大脑动脉环后，可以经后交通支，到达大脑后动脉，进而出现各种供血区域的脑梗死。②经颈总动脉到达颈内动脉。颞部血液供应直接来自颈外动脉，如果注射压力足够大，注射物可以沿动脉逆行到颈外动脉主干，继续逆行到达颈总动脉，若此时注射物顺血流进入了颈内动脉，再沿血流进入颅内，可能出现颈内动脉供血区域的脑梗死（也可能到达眼动脉，导致视网膜中央动脉栓塞而致盲）。发生脑梗死的患者，若合并颅内原发病（颅内静脉窦血栓形成、血管畸形等），或梗死后采用抗凝、抗血小板治疗可导致脑出血（图 2-10），乃至死亡。

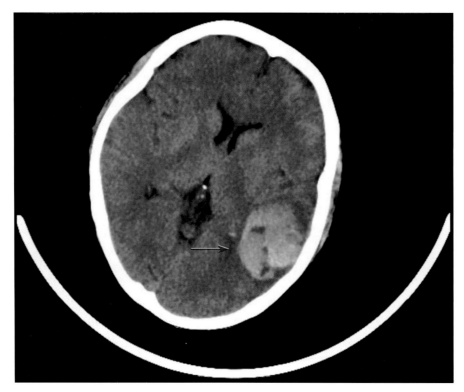

图 2-10　脑出血 CT 影像（箭头所指）

　　具体颞部脂肪注射的"危险区域"如下。

　　（1）颞浅动脉额支：颞浅动脉额支人部分位于皮下组织肌肉浅面，于额肌外缘进针时有可能损伤颞浅动脉额支，Lee JG 将眉峰外上侧 2.5cm×3.0cm 区域视为注射相对危险区域（图 2-11）。

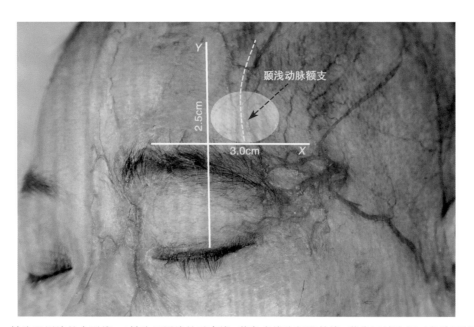

X 轴为经眉峰的水平线；Y 轴为经眉峰的垂直线；黄色虚线为额肌外缘；黄染区域为相对危险区域

图 2-11　颞浅动脉额支体表定位

　　（2）颧眶动脉：颧眶动脉（zygomaticoorbital artery，ZOA）大多发自颞浅动脉或其分支，出现率为100%，向外眦方向延伸。在额颧缝（zygomatico-frontal suture）外侧缘后约 1cm 处穿出颞浅筋膜进入外眦，与眼睑和眶上动脉分支形成吻合。Choi DH 等近期采用三维 CT 增强扫描及彩色多普勒血流成像测量 50 例患者的颧眶动脉数据，发现颧眶动脉平均直径为 2.52mm（大于颞浅动脉）、平均深度为 5.61mm、平均长度为 8.50cm，与尸体解剖的结果有显著性差异。颧眶动脉是颞部最大的动脉，其直径大于绝大多数注射针的直径，增加了刺入血管的风险。此处"危险区域"的体表投影为额颧缝外侧缘后约 1cm 处（图 2-12）。

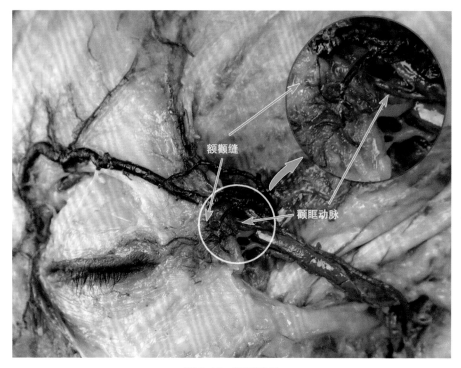

图 2-12　颧眶动脉

（3）颧颞内侧静脉及颞中静脉：颧颞内侧静脉（medial zygomaticotemporal vein，MZV）是内镜除皱时观察面神经颞支的标志性结构，故又称哨兵静脉。颧颞内侧静脉位于眼轮匝肌的外侧部，距外眦上方及后方 2～3cm 交界处，由皮下组织穿入颞浅筋膜，随之穿经颞深筋膜浅层汇入颞中静脉。颧颞内侧静脉经眶周静脉连接于滑车上静脉和眶上静脉，其微小分支与眼静脉吻合，容易流入颅内海绵窦静脉等。哨兵静脉汇集眶外侧缘周围的血液并将其汇入颞中静脉（middle temporal vein，MTV）（图 2-13）。

颞中静脉包埋于颞浅脂肪垫，静脉壁与其纤维结合紧密，呈开放状态，不易塌陷；走行于颞深筋膜的浅层和深层之间，并最终汇入颞浅静脉（图 2-14）。其发生栓塞的 3 个易感因素是管壁薄弱、口径较大 [（3.1±0.9）mm]、不易闭合。MTV 通过眶周静脉与眶上静脉及滑车上静脉连接，回流到海绵窦。因此，若脂肪误入 MTV 可形成海绵窦栓塞。

在所有标本中，颧弓上方 18mm 之上的区域均未发现 MTV 的主干，脂肪颗粒注射于此区域较为安全。MTV 的体表投影为颧弓颞点，即额骨与颞突交界处上方 23.5mm（15.7～33.6mm）、颧弓点，即颧弓上向外侧最突出的点上方 18.5mm（12.5～23.5mm）处（图 2-15）。

（二）额部

1. 概述　额部边界包括发际线和眉毛、眉间和眶上嵴，侧面边界为颞上线，由浅至深为皮肤、皮下脂肪组织、SMAS（包括额肌）、疏松结缔组织及骨膜。其特点是皮肤、皮下脂肪组织与深面的肌肉腱膜紧密地黏附在一起，皮下脂肪内有哨兵静脉走行，近发际线处可见动脉浅出至真皮。额肌内有眶上血管、滑车上血管走行，由下至上逐渐浅出至皮下脂肪组织层。额肌下为疏松结缔组织，是额部脂肪注射的主要层面，无主要血管走行。上面部和头皮的大部分活动是由肌肉层在疏松结缔组织层上滑动所致（图 2-16）。

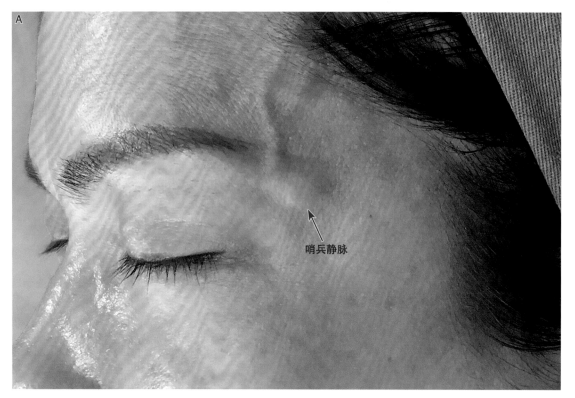

A. 38岁女性患者的哨兵静脉

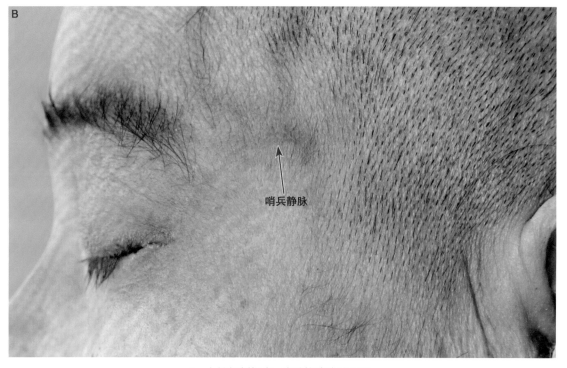

B. 女性解剖标本, 哨兵静脉隐约可见

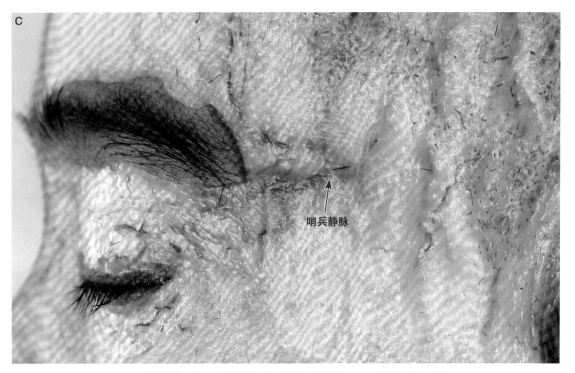

C. 去除皮肤，见哨兵静脉走行于浅层脂肪组织中，与眶周静脉吻合

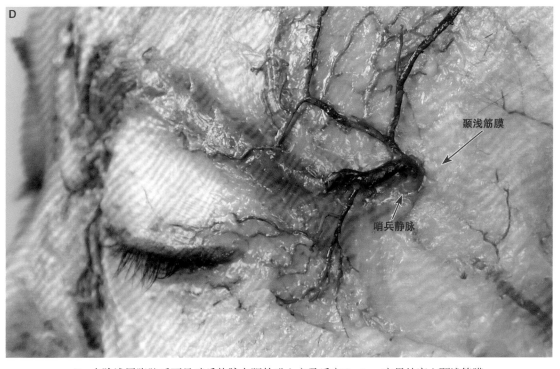

D. 去除浅层脂肪后可见哨兵静脉在距外眦上方及后方 2～3cm 交界处穿入颞浅筋膜

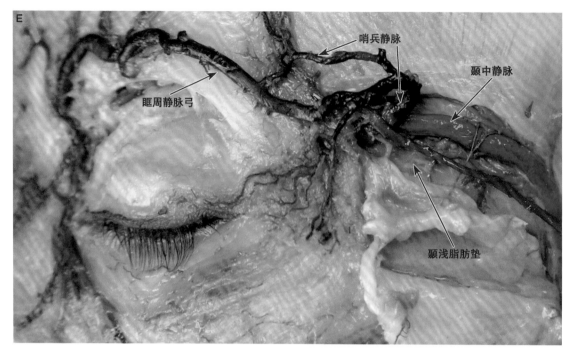

E. 去除颞浅筋膜及颞深筋膜浅层后可见哨兵静脉穿入颞深筋膜浅层,汇入颞中静脉

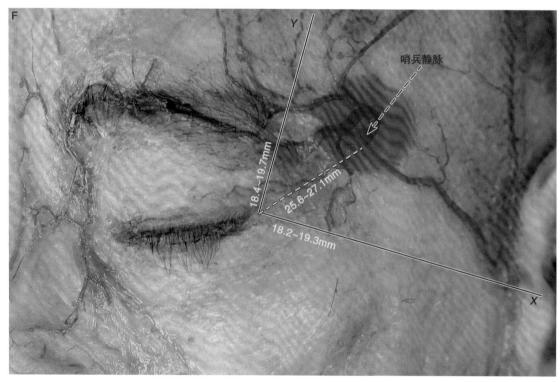

F. 颞浅筋膜穿入点体表定位:X 轴为外眦与耳屏连线,Y 轴经外眦垂直于 X 轴,穿入点在 X 轴方向上的距离为 18.2～19.3mm,在 Y 轴方向上的距离为 18.4～19.7mm,中分线(黄色虚线)上的距离为 25.6～27.1mm,红色区域为 哨兵静脉穿入点的范围

图 2-13 哨兵静脉

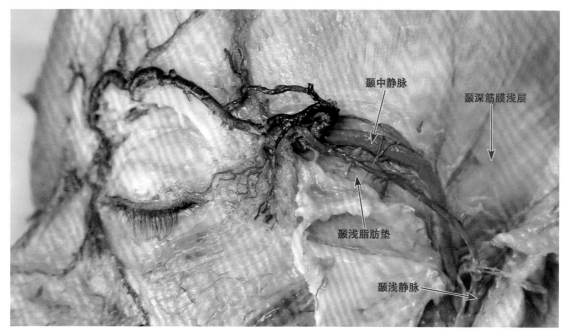

图 2-14　颞中静脉

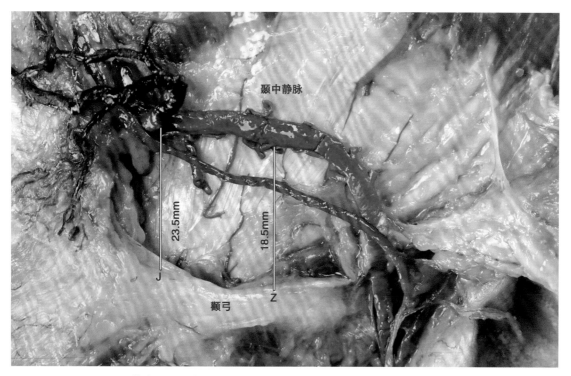

体表投影为颧弓颞点（J）上方 23.5mm、颧弓点（Z）上方 18.5mm

图 2-15　颞中静脉

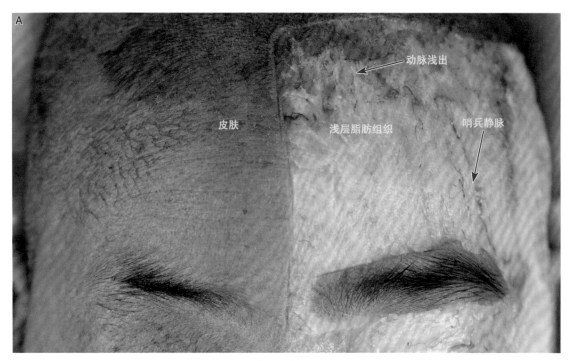

A. 皮下脂肪组织层

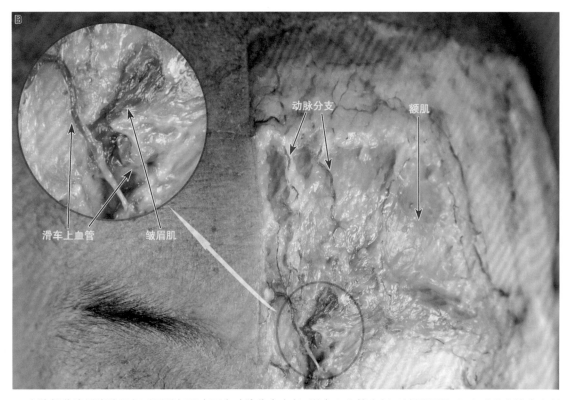

B. 去除部分浅层脂肪组织后可见额肌表面有动脉分支走行，滑车上血管走行于皱眉肌深面，之后发出浅支走行于额肌表面

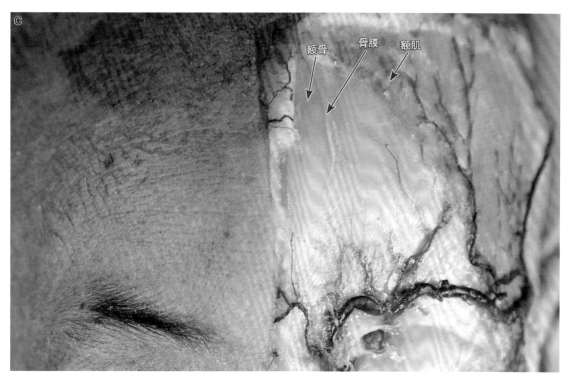

C. 疏松结缔组织层为相对乏血管区

图2-16　额部软组织层次

　　额部浅层脂肪室有3个,即中央脂肪室及左、右侧中间脂肪室,位于皮下组织。中央脂肪室的上下界分别为发际线及鼻根,外侧界为眶上血管神经束。左、右侧中间脂肪室上界同中央室,下界为眉部,外侧界为颞上隔(图2-17)。额部深层脂肪室有3个,即深层中央脂肪室及左右侧中间脂肪室,位于额肌深面,边界类似于浅层脂肪室,为乏血管区,是额部注射脂肪的主要区域(图2-18)。

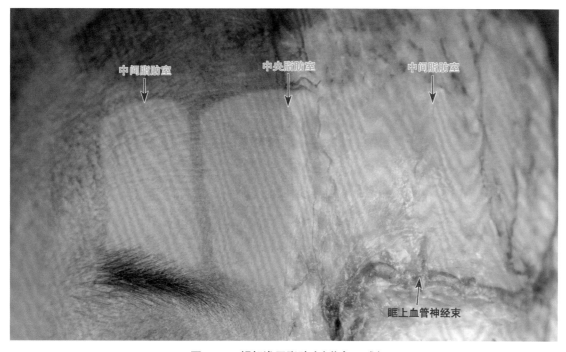

图2-17　额部浅层脂肪室(蓝色区域)

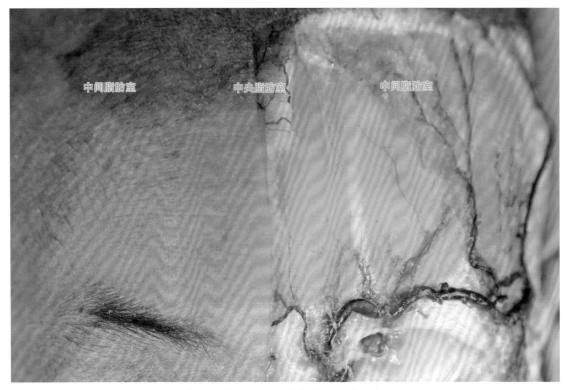

额部深层脂肪室形状与浅层脂肪室相仿

图 2-18　额部深层脂肪室（绿色区域）

　　眉部深层在眶上缘外侧 2/3 的区域有眼轮匝肌后脂肪室，其内侧界为眶上血管神经束、下界为眼轮匝肌支持韧带、上界为纤维隔性结构，Cotofana S 等将其命名为额部下纤维隔（inferior frontal septum）（图 2-19）。Choi JP 等的解剖研究发现亚洲人眶部上内侧有骨 - 骨膜韧带样连接固定眉部内侧，而外侧缺乏类似结构，因而随着年龄老化，眉部外侧会发生松垂。

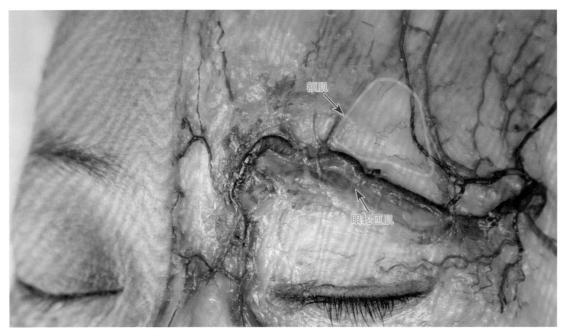

向下掀起眼轮匝肌，白线区域为脂肪室，脂肪位于眶周静脉深面

图 2-19　眉部深层脂肪室

眼轮匝肌支持韧带在眶上血管神经束周围中断, 额部浅层中央脂肪室及上睑区域有潜在的通道, 在此处注射脂肪应谨慎, 避免脂肪颗粒进入上睑区域(图 2-20)。

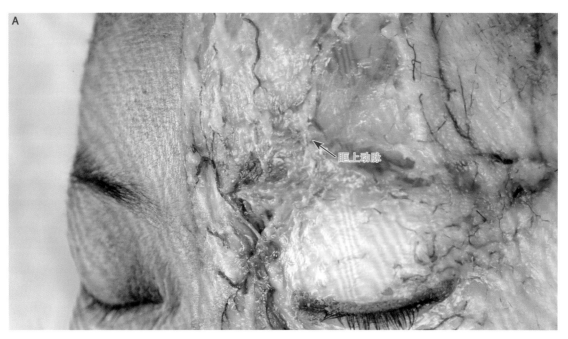

A. 眶上动脉有向上睑延伸的分支

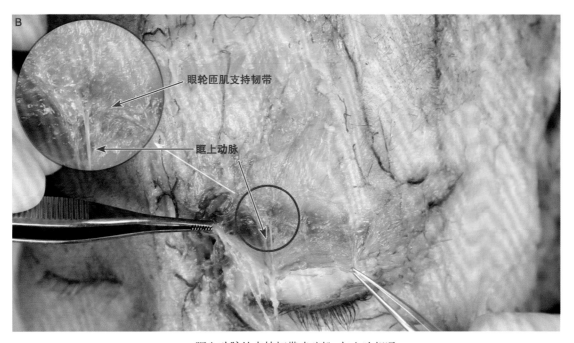

B. 眶上动脉处支持韧带略疏松, 与上睑相通

图 2-20 眼轮匝肌支持韧带

2. 血管 额部血液由滑车上动脉、眶上动脉和颞浅动脉额支提供, 它们相互之间形成密集吻合的血管网。

额中部由滑车上动脉供血, 滑车上动脉沿内眦垂直线向眶上内侧走行, 在距离中线外侧 1.5~2.0cm 处进入额部, 在眼轮匝肌与皱眉肌之间垂直上行, 逐渐浅出, 在距眶上缘 2.0~3.5cm 处进入皮下组织, 皮支下 2/3 在肌肉浅面, 随后逐渐浅行, 在其上行过程中, 向真皮和额肌发出小血管分支, 并发出分支与对侧同名动脉及同侧眶上动脉吻合, 其远端未超越额肌范围。滑车上动脉另有深支进入额肌。

　　眶上动脉位于眶上缘与角膜内侧缘垂直线交界处，穿过眶上孔（或眶上裂与眶上韧带），然后分成浅支和深支。深支包括外侧眶缘支、斜支、垂直支、内侧支及眉支，走行于肌肉深面，垂直支位于最深层。浅支在距眶上缘2.5～3.5cm处进入皮下组织，随后逐渐浅行，在上行过程中向真皮和额肌发出小血管分支，并发出分支与滑车上动脉、颞浅动脉吻合。

　　前额部静脉汇成眶上静脉、滑车上静脉后汇入眼静脉。眶上静脉、滑车上静脉、颞中静脉在眶上缘的交通支汇成眶上横静脉（直径1～2mm），双侧的眶上横静脉在鼻背形成静脉弓。眶上横静脉在眶上缘外侧并走行在眼轮匝肌深面眉脂肪室中，内侧在眼轮匝肌深面皱眉肌下方或皱眉肌下部深面。眶上横静脉在眶上缘上方1cm之内，与眶上缘基本平行。所以在眶上缘上方1cm范围内操作时，眶上横静脉易被横断或撕裂，导致出血或术后血肿。另外，静脉管壁薄，多无内、外弹性膜及结缔组织成分，且平滑肌和弹性组织少，故弹性小，一旦损伤容易出血。所以在眉部注射脂肪时要格外小心（图2-21）。

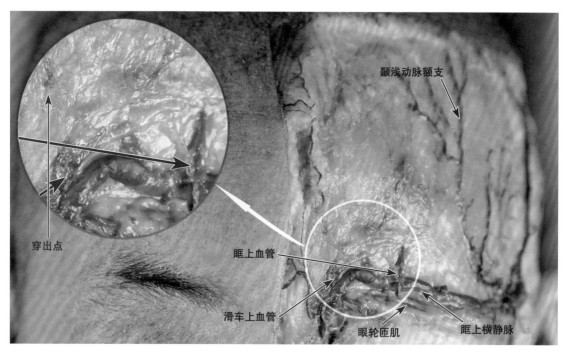

滑车上动脉在距眶上缘3.5cm处进入皮下组织，眶上动脉在距眶上缘3.5cm处进入皮下组织。眶上静脉、滑车上静脉、颞中静脉在眶上缘的交通支汇成眶上横静脉

图2-21　额部血管

　　3. 额部脂肪注射注意事项　额部浅层脂肪室不宜注射过多脂肪，以免影响额部表情的显示。额部深层脂肪室为乏血管区，是额部注射脂肪的主要区域。上睑及眶周迁移性脂肪肉芽肿绝大多数发生于额部脂肪注射术后。一方面，由于眼轮匝肌支持韧带在眶上血管神经束周围中断，额部浅层中央脂肪室及上睑区域有潜在的通道；另一方面，额肌与眼轮匝肌后肌膜延续，也有可能是脂肪进入上睑的迁移途径，因此额肌运动、术后按摩塑形及重力作用可使受损的脂肪迁移至上睑及眶周，形成迁移性脂肪肉芽肿。既往实施过上睑整复手术的患者，其眶隔完整性被破坏，脂肪可能会迁移至上睑提肌腱膜前。除了局部迁移，脂肪注射后受损和液化脂肪的微滴可经历吞噬作用，并通过淋巴管输送到其他部位。

三、面中部

（一）概述

　　面中部是整个面部最关键的解剖结构，年龄老化在面中部最为显著，是脂肪整形的最常见部位。其软组织分为五层，即皮肤、皮下脂肪组织、SMAS、深层脂肪组织和深筋膜或骨膜（图2-22）。

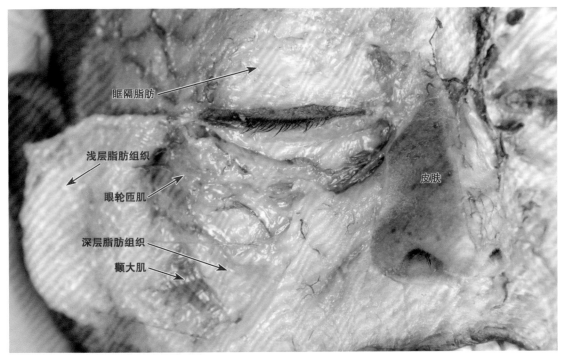

图 2-22 面中部软组织层次

　　面中部皮下（浅层）脂肪室包括：鼻唇浅层脂肪室、颊内侧浅层脂肪室、颊中浅层脂肪室及颊外侧浅层脂肪室。眼轮匝肌的眼睑部可见皮下脂肪组织（图 2-23）。SMAS 为纤维弹性组织，随着年龄老化逐渐减少，平均厚度为 600μm。面部浅层脂肪组织通常较薄，含有表情肌肌纤维。浅层脂肪组织内有垂直的纤维隔（皮肤韧带），连接真皮与 SMAS，将面部软组织锚定于正常的解剖位置。随着年龄的增长，皮肤韧带和浅筋膜的弹性减弱，导致皮肤下垂及鼻唇沟皱襞和皱纹形成。

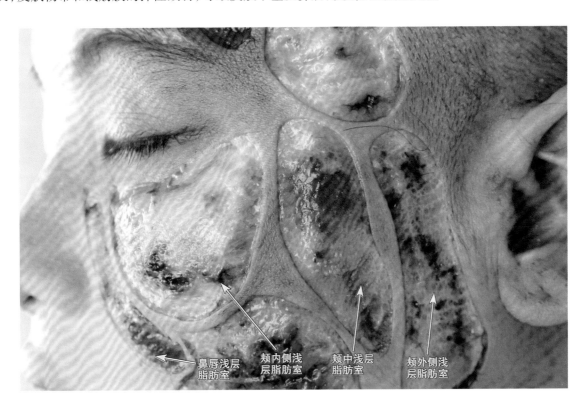

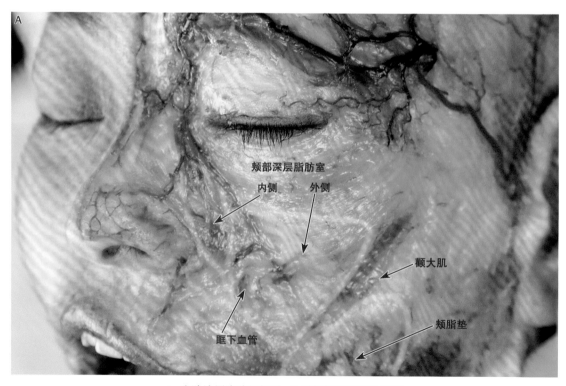

图2-23 面中部皮下(浅层)脂肪室(标本染色区域)

　　深层脂肪组织位于SMAS与深筋膜之间,纤维隔较薄,富有弹性纤维,呈水平方向,与SMAS及深筋膜连接松散,起到减震作用,将咀嚼肌的动作与表情肌的运动分开。面颊部深层脂肪组织较多,形成颊部脂肪垫(Bichat脂肪垫)。腮腺区无深层脂肪组织,SMAS附着于深筋膜上。颧弓和鼻唇沟区深层脂肪组织菲薄(主要为颊部深层脂肪室),颊肌和颧肌连接浅、深筋膜(图2-24)。

A. 去除浅层脂肪组织后,显露颊部深层脂肪组织

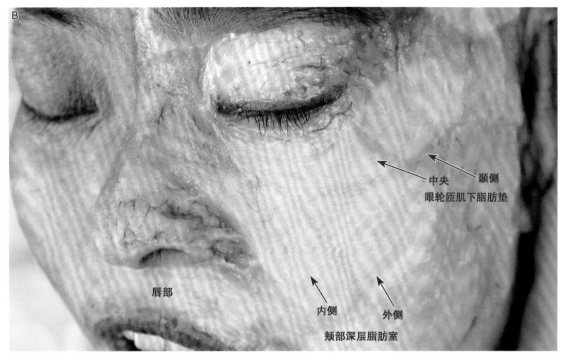

B. 黄染区域为深层脂肪组织

图2-24　面中部深层脂肪室

（二）眼睑眶周区

1. **眼睑区**　眼睑区软组织被眶隔分为前、后两层。前层由皮肤和眼轮匝肌组成，后层由睑板、囊性睑板筋膜和结膜组成。眼睑区皮肤菲薄，与邻近眉部及面颊部（真皮较厚、皮下脂肪组织发达）存在明显差异，几乎无皮下脂肪组织，外侧区域可见少量脂肪及静脉；其下为眼轮匝肌，分为眶部及睑部（图2-25）。眶部肌肉起自内眦韧带及其周围的骨膜。睑部肌肉分为眶隔前肌肉及睑板前肌肉，眶隔前肌肉深头起自泪窝及其后嵴，浅头起自内眦韧带；睑板前肌肉深头起自泪窝后嵴，浅头起自内眦韧带。上述肌肉有帮助泪腺排泄的功能。

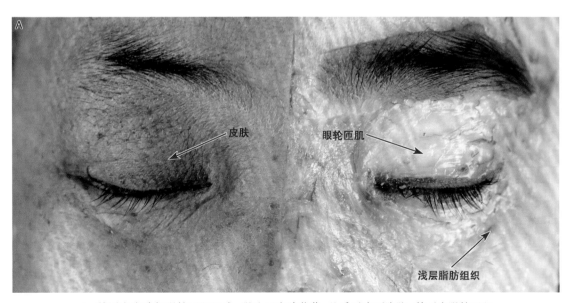

A. 前层由皮肤与眼轮匝肌组成，眼睑区皮肤菲薄，几乎无皮下脂肪，其下为眼轮匝肌

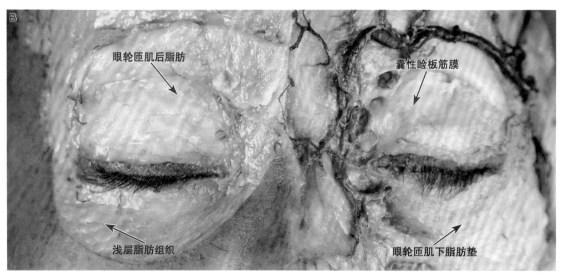

B. 后层由睑板、囊性睑板筋膜和结膜组成，浅面可见脂肪组织

图2-25 眼睑区软组织特点

上睑眼轮匝肌后可见眼轮匝肌后脂肪垫（retro-orbicularis oculus fat pad，ROOF），位于额肌和眼轮匝肌交叉部分的深面。下睑眼轮匝肌深面可见眼轮匝肌下脂肪垫。眶隔脂肪被眶隔及其筋膜分隔为数个脂肪室。上睑眶隔脂肪被分隔为2个脂肪室，由Whitnall韧带发出的纤维组织隔开，一个为中央脂肪室，又称腱膜前脂肪室，色泽较黄；另一个为鼻侧脂肪室，略白，位于滑车前。2个脂肪室之间有一过渡脂肪垫，滑车上静脉及眶上静脉位于其后。下睑眶隔脂肪被分隔为3个脂肪室，下斜肌分隔鼻侧脂肪室与中央脂肪室，Lockwood韧带的弓形隔分隔中央脂肪室与颞侧脂肪室（图2-26、图2-27）。

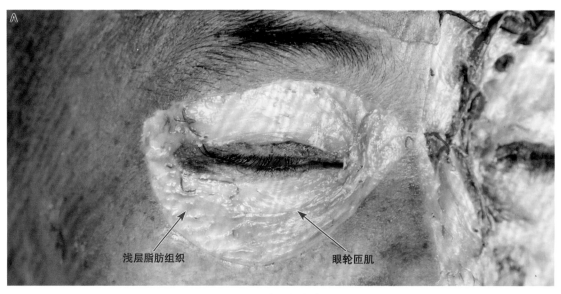

A. 去除睑部皮肤

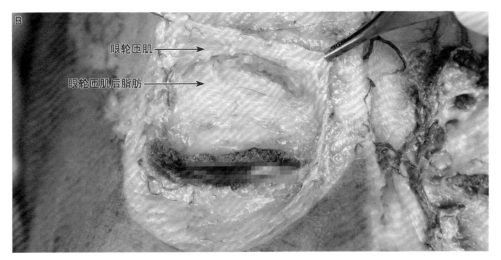

B. 向上掀起眼轮匝肌

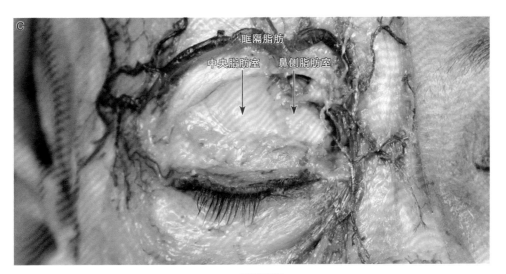

C. 切开眶隔

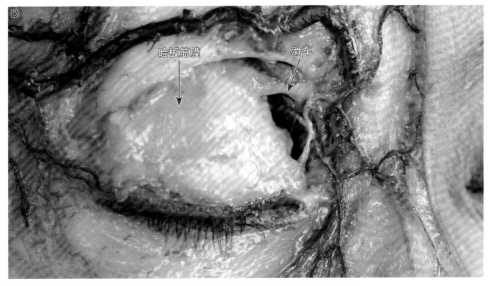

D. 去除睑板筋膜前组织

图 2-26　上睑区层次

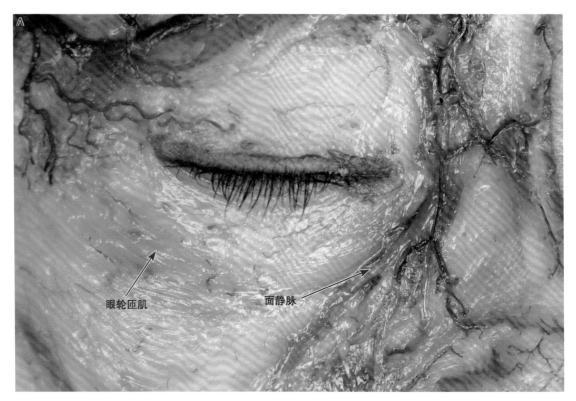

A. 去除皮肤

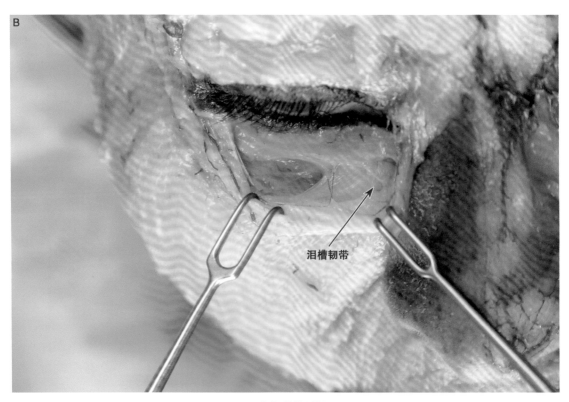

B. 牵拉眼轮匝肌

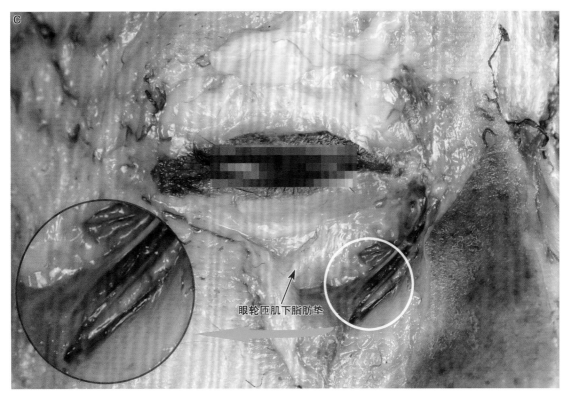

C. 向下掀起眼轮匝肌, 泪槽区眼轮匝肌内及其浅深面均有血管走行(圆形放大图)

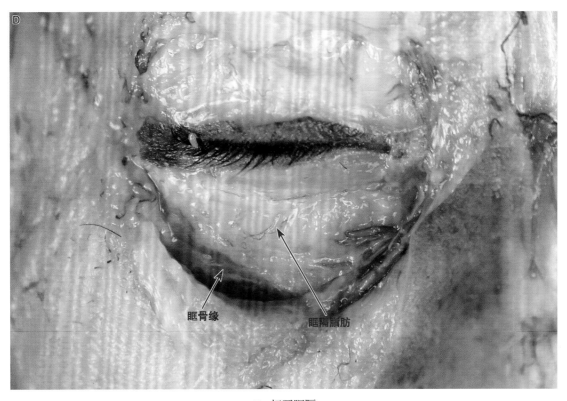

D. 切开眶隔

图 2-27 下睑区层次

2. 眉部　眉部生有毛发,皮肤较厚。浅层脂肪组织质地致密,有眶周血管的分支穿行其中。浅层脂肪组织深面为眼轮匝肌眶部,其头侧与骨膜结合较为紧密,形成眼轮匝肌支持韧带。眶周静脉弓紧邻肌肉深面,其下为深层脂肪组织,其内侧的深层脂肪组织极少,在眶上缘外侧三分之二的区域有较多深层脂肪组织,即眼轮匝肌后脂肪室。亚洲人眶部上内侧有骨 - 骨膜韧带样连接,固定眉部内侧,而外侧缺乏类似结构,因而活动性较大,年老时易下垂(图 2-28)。

3. 泪槽畸形　由眶颧韧带及泪槽韧带形成眼轮匝肌支持韧带 - 泪槽韧带复合体,该复合体起自眶下缘的眶缘弓,穿过眼轮匝肌,止于皮肤,形成睑颊沟(palpebromalar groove)及鼻颧沟状凹陷(nasojugal groove),以瞳孔中线为界,内侧为泪槽畸形(tear-trough deformity, TTD),外侧为睑颊沟,往往伴有下睑黑眼圈。随着年龄的老化,两者连为一体,即睑颊交界线(lid-cheek junction)(图 2-29),将上方膨出的眶隔脂肪与下方退缩的面颊部分隔,导致面中部典型的双凹形外观。

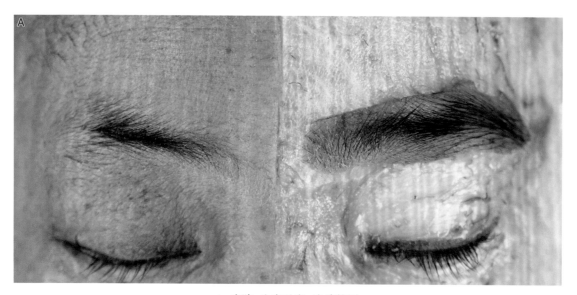

A. 皮肤:生有毛发,皮肤较厚

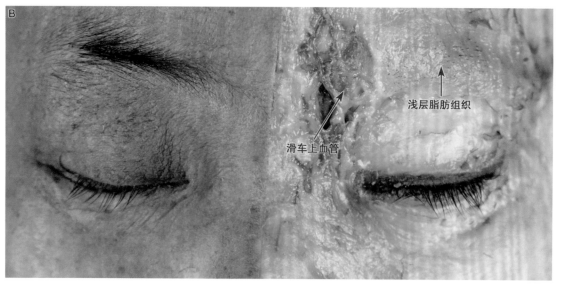

B. 浅层脂肪组织:质地致密,滑车上血管及眶上血管分支走行其中

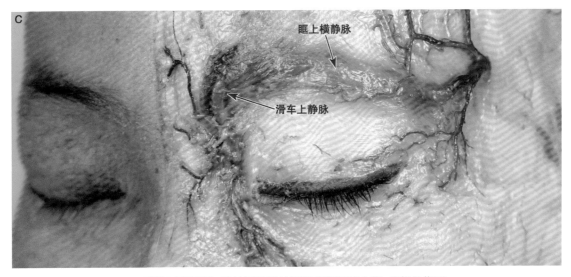

C. 眼轮匝肌眶部：眼轮匝肌及皱眉肌覆盖深层血管，起保护作用

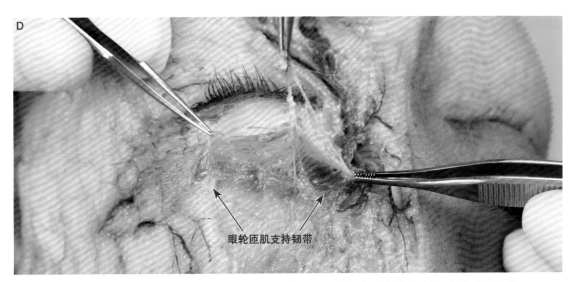

D. 眼轮匝肌支持韧带（头位观）：内侧致密，外侧略疏松，故眉部外侧有移动性，年老时可下垂

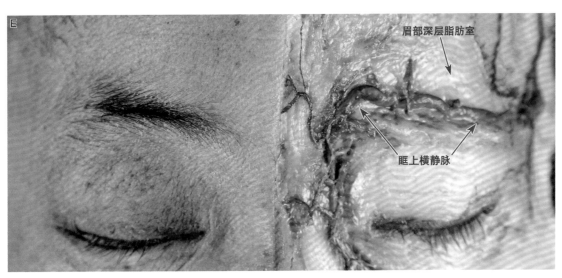

E. 眶上横静脉：深面可见眉部深层脂肪室

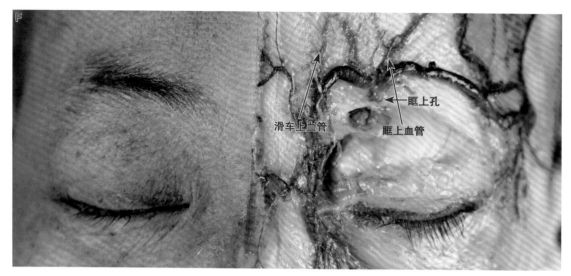

F. 眶骨膜：滑车上及眶上血管走行于骨膜前面，逐渐浅出

图 2-28　眉部软组织解剖

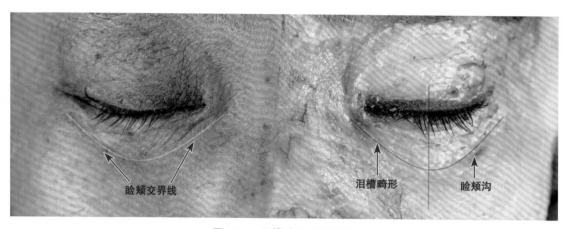

图 2-29　泪槽畸形及睑颊沟

睑颊沟的形成原因有二：一是眼轮匝肌支持韧带外侧面的眶颊韧带牵拉所致；二是颧部浅层脂肪组织覆盖于部分眼轮匝肌，与未覆盖区眼轮匝肌形成高度落差（图 2-30）。

TTD 的确切解剖原因尚不完全清楚，面部脂肪室的体积减小是主要因素，其他相关因素包括眼轮匝肌松垂、眶支持韧带力量减弱、上颌骨退缩和皮肤变化。泪槽韧带在眼轮匝肌睑部和眶部起点之间，睑部起点为其头侧，眶部起点为其尾侧。泪槽韧带起源于上颌骨，走行向浅面附着在皮肤上，附着范围由内眦韧带至泪前嵴下，大约在瞳孔中线处逐渐延伸成眼轮匝肌支持韧带（图 2-31）。眼轮匝肌支持韧带 - 泪槽韧带复合体的捆绑效应是导致老化后出现泪槽畸形和睑颊沟延续的主要解剖学原因，它将内侧眶下皮肤与上颌骨结合；次要原因是泪槽上方和下方的组织质量和数量的对比，上方前部皮肤较薄，无皮下脂肪，下方皮肤较厚，皮下脂肪较丰富。

Hwang 等的解剖未见泪槽区真正的韧带样结构，仅在眼轮匝肌肌束间发现许多纤维连接组织，外侧 1/2 在眼轮匝肌与骨膜之间可见纤维连接，当眼轮匝肌收缩时，眼睑部分肌肉垂直宽度缩短，沿眼轮匝肌走行方向牵拉皮肤，形成泪槽畸形。

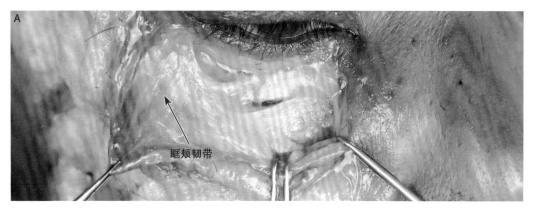

A. 牵拉眼轮匝肌，显露眶颊韧带

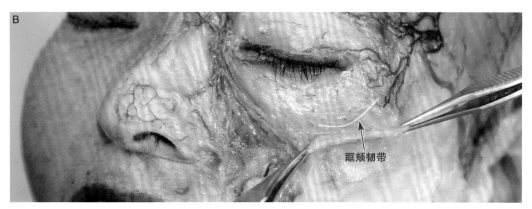

B. 牵拉颧部软组织，眶颊韧带将眼轮匝肌锚定于眶骨，牵拉下方软组织不会造成眼睑区软组织移位

图 2-30 眶颊韧带

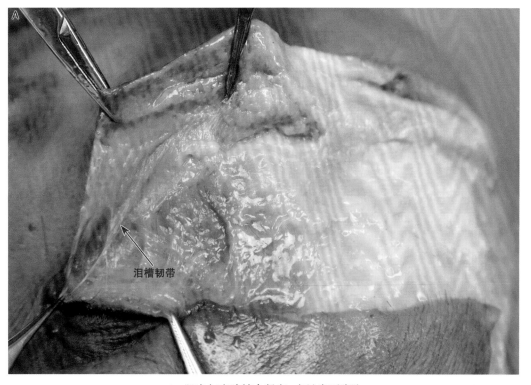

A. 肌肉与皮肤结合紧密，未见皮下脂肪

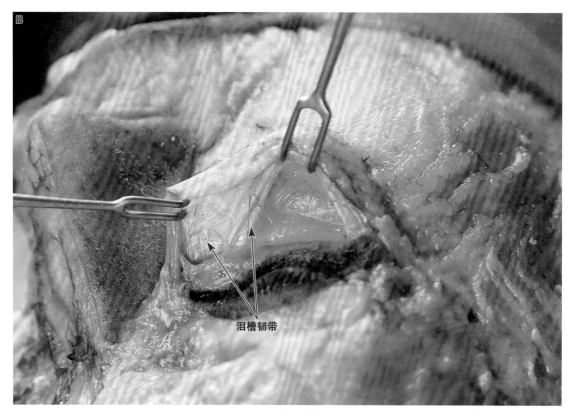

B. 肌肉与泪槽韧带结合紧密

图 2-31　泪槽韧带头位观

Turkmani 等将 TTD 分为五种类型：1 型，凸；2 型，凹；3 型，凸 - 凹；4 型，凸 - 凹 - 凸 - 凹；5 型，混合型。

1 型是眶隔脂肪疝出，呈丘状突起；2 型主要是颧部脂肪萎缩和皮肤老化；3 型则是眼轮匝肌眶部变弱，呈丘状突起，支持韧带的牵拉及脂肪萎缩形成凹陷；4 型的头侧凸起是由于眼轮匝肌睑部的松垂，泪槽韧带的牵拉形成随之的凹陷；尾侧凸起是由于眼轮匝肌眶部的松垂，脂肪萎缩和皮肤老化则形成其下的凹陷；5 型则为前面 4 型的组合（图 2-32）。

多数学者主张在睑颊沟区将填充剂注入眼轮匝肌下层，在泪槽区则注入泪槽韧带深面，其目的是恢复萎缩脂肪的容积；注入泪槽韧带中或其浅面可能会加重畸形。

4. 血管　颈内动脉和颈外动脉都供血至眼睑。眼睑复杂的血管网络由源自颈内动脉的眼动脉分支与来自颈外动脉系统的终末分支相连接而成。内侧眼睑区血管网由来源于颈内动脉的眼动脉分支及鼻背动脉、眶上动脉、滑车上动脉及颈外动脉系统的面动脉、内眦动脉、角动脉、眶下动脉的分支吻合而成。外侧眼睑区血管网由颞浅动脉分支——颧眶动脉、面横动脉、额支和泪腺动脉分支吻合而成，并形成浅、深部 2 个动脉血管丛，在离睑缘约 3mm 处形成睑缘动脉弓，睑板上缘处形成外周动脉弓，下睑动脉的弓形结构有时不明确（图 2-33）。

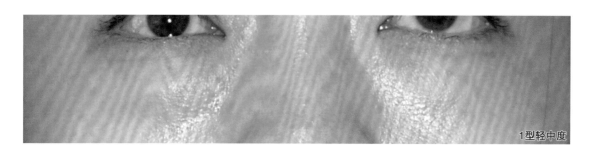

1型轻中度

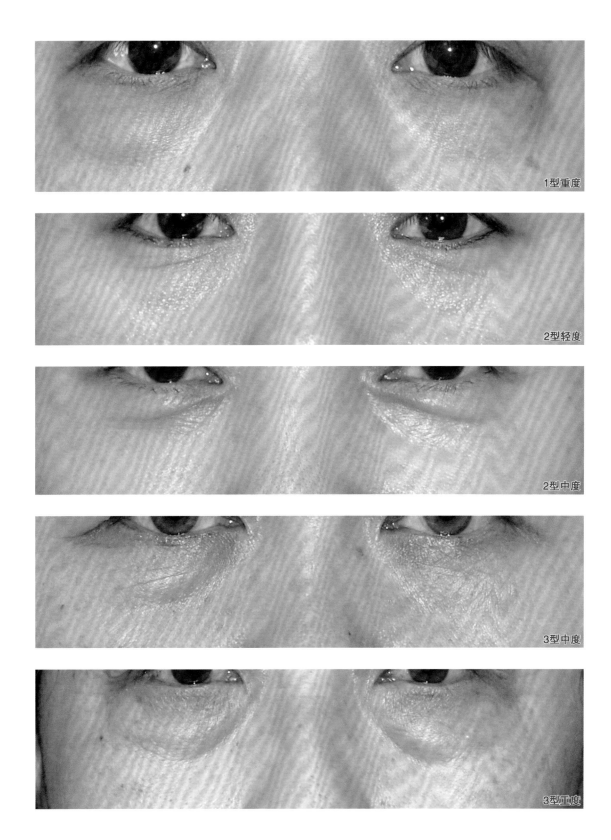

1型重度

2型轻度

2型中度

3型中度

3型重度

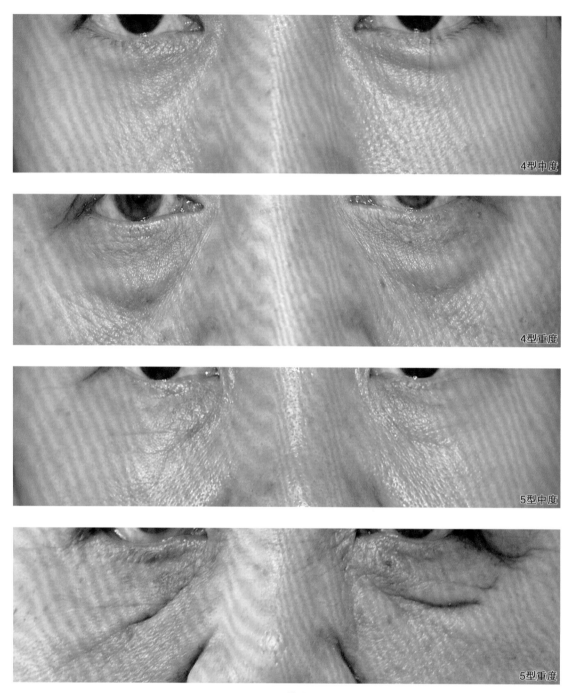

4型中度

4型重度

5型中度

5型重度

图 2-32 泪槽畸形分型

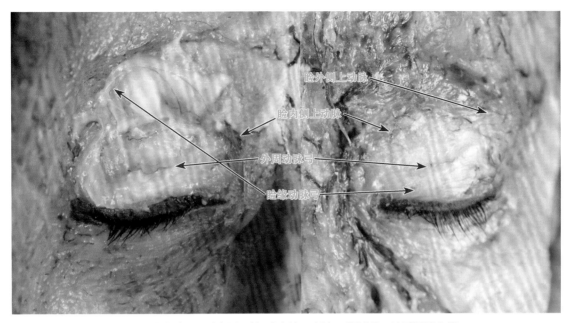

左侧去除皮肤，显露浅层血管，右侧向上掀起眶隔脂肪，显露深层血管

图 2-33　眼睑区血管网

颈内动脉发出眼动脉，其终支有鼻背动脉、滑车上动脉、眶上动脉和泪腺动脉。眼动脉首先向眼部分支，然后与筛骨动脉吻合，向前行进至眶前缘，形成滑车上动脉和眶上动脉（图 2-34）。在眉间区域注射时，针尖误入血管可能导致脂肪或填充物进入眶上或滑车上血管，然后逆行进入眼动脉，随之向前进入视网膜中央动脉。虽然眶外动脉侧支循环非常丰富，但在眶内和视网膜内为末端小动脉，侧支循环较差，如果血流在 90 分钟内没有恢复，将对视网膜造成不可逆转的损伤，从而导致视力受损或失明。在此区域注射应使用钝针。泪腺动脉在近视神经孔处由眼动脉侧方发出，经脑膜孔与脑膜中动脉吻合，其有一分支穿经眶上裂，主干沿前直肌上缘前行，供应泪腺和部分外侧眼睑。

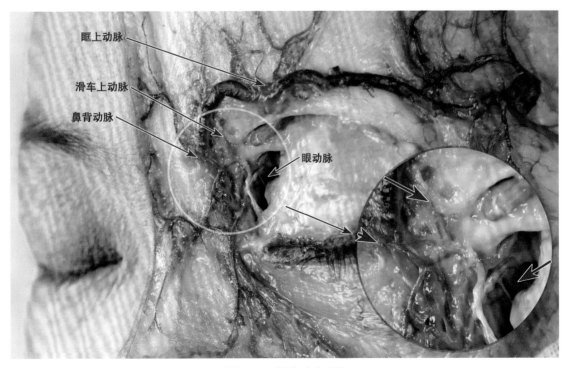

图 2-34　颈内动脉系统

颈外动脉供应眼睑的分支为面动脉、上颌动脉和颞浅动脉。面动脉经下颌骨至咀嚼肌,斜向鼻唇沟,走行于提上唇肌深面,随后浅出,位于提上唇肌和提鼻翼肌之间,由此延伸为角动脉。角动脉在内眦处浅出,然后穿经内眦韧带上方的眶中隔,与眼动脉分支吻合。在注射过程中也应避免损伤角动脉。在该区域,应使用钝针注射。颞浅动脉是颈外动脉的一个终末支,其分支向眼眶和眼睑外侧供血。眶下动脉通过眶下孔穿出,为下眼睑和颊部区域提供血液。眶下动脉与鼻背动脉终末支吻合(图 2-35)。

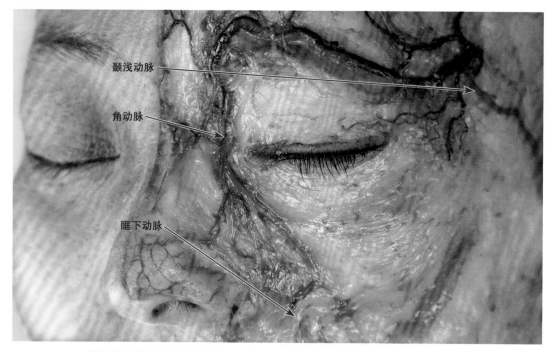

供应眼睑的分支为角动脉(面动脉)、眶下动脉(上颌动脉的分支)和颞浅动脉

图 2-35　颈外动脉系统

眼睑静脉供血为面部浅表静脉与眶部深静脉系统之间的吻合。面部静脉的走行大致与面部动脉相同,但比动脉更为表浅且偏向外侧。眶静脉无瓣膜。鼻根、眉间区域被称为"死亡三角",浅表蜂窝织炎可以通过角静脉、眶上静脉和滑车上静脉扩散到海绵窦(图 2-36)。

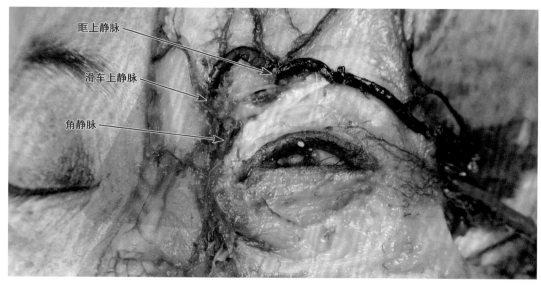

图 2-36　死亡三角(紫染区域)

5. 眼睑眶周区脂肪注射的注意事项 眼睑区域皮肤菲薄,极易触及或视及皮下硬结,因而必须精确移植才能取得最佳效果。在眼睑区注射时脂肪必须置于眼轮匝肌深面,多点微量注射,每侧眼睑的注射量小于0.5ml,以减少硬结的发生。

上眼睑注射入口一般选择在眉尾或眉中部,贴近眼轮匝肌深面注入脂肪,注射范围多为上眼睑内侧2/3、眉毛下内侧1/3和眉毛外侧部分,建议单层微量注射脂肪,以免结节形成,注射量为0.5～1.5ml。由于上睑皮肤最薄,谨慎将脂肪注射于皮肤、肌肉之间;也应谨慎将脂肪注射于眶隔内,特别是上睑整形术后瘢痕形成时。由外眦进入,平行于眼睑进行长轴注射时,可能会导致脂肪的条索状外观。禁止脂肪注射过量,以免造成复视、脂肪肉芽肿等。

下眼睑脂肪移植主要是矫正眼睑颊部交界处的畸形,如睑颊沟、泪槽畸形等,目的是通过增加丰满度来减轻睑颊交界处的V形畸形。注射可以用钝针在畸形内、外、中部进入,在睑颊沟区将脂肪注射于眼轮匝肌下SOOF或骨膜前,注射量为0.5～1.0ml。在泪槽区则经由Ristow腔隙注入泪槽韧带深面,注射量为0.3～0.5ml。由于过度矫正或浅表注射导致的并发症难以治疗,故应避免过度矫正或谨慎浅层注射,经验不足者应保守注射。

(三)颊部

1. 概述 颊部分为颊内侧(midcheek)和颊外侧(lateral cheek),两者的分界线为外眦与口角连线。颊内侧包括睑颊区、颧骨区和鼻唇沟区。

颊部浅层脂肪组织分为鼻唇浅层脂肪室、颊部内侧浅层脂肪室、中间浅层脂肪室和外侧颞浅层脂肪室,由颧韧带、眶韧带和咬肌韧带分隔(见图2-23);其上方深面为SOOF,由眶颧韧带及眼轮匝肌分隔。鼻唇浅层脂肪室位于颊部脂肪内侧的前面,覆盖于颌部之上。上缘为眼轮匝肌支持韧带。鼻唇脂肪位于眼轮匝肌下部深层脂肪的内侧,并紧邻颧大肌下缘。面颊脂肪室包括3个组成部分:内侧、中部和外侧颊-颞脂肪室。内侧颊-颞脂肪室位于鼻唇沟外侧,颌部脂肪的上方、眼轮匝肌支持韧带之下及眶部脂肪室外侧。中部颊-颞脂肪室位于腮腺浅面。内侧颊-颞脂肪室和中部颊-颞脂肪室的致密纤维基底对应颧弓韧带。外侧颞-颊脂肪室位于腮腺浅面,并连接颞部脂肪与颈部皮下脂肪。面颊外侧纤维隔恰恰位于该脂肪室的前方(图2-37)。

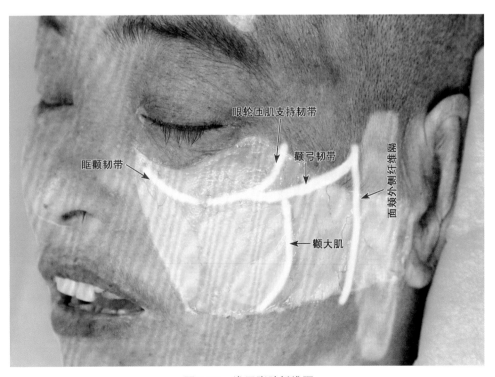

图2-37 浅层脂肪纤维隔

SMAS 与颈阔肌和颞顶筋膜相连续,在颊部外侧较为发达,在面颊中部变得薄而不明显。SMAS 及表情肌将脂肪分隔为浅层和深层。颊部内侧深层脂肪位于颧肌及上唇提肌深面、上颌骨及颧骨浅面。面神经颧支及颊支在腮腺筋膜深面穿出腮腺,在颊部内侧深层脂肪组织中逐渐浅行,走行于 SMAS 深面,在颧肌、眼轮匝肌深面进入,然后穿经 SMAS 层支配上唇提肌(图 2-38)。

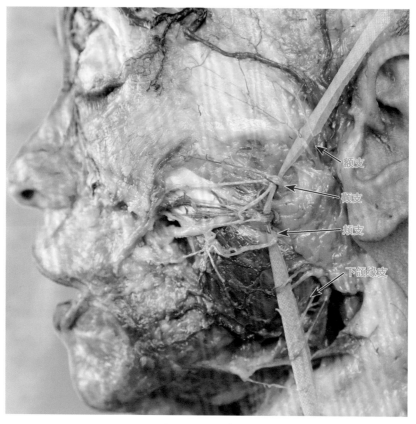

图 2-38　面神经

颊部内侧深层脂肪室位于眼轮匝肌下,上界为眼轮匝肌支持韧带,外侧边界是颊脂垫和颧大肌,内侧边界是围绕鼻基底的梨状孔韧带,内有提口角肌穿行。颊部内侧深层脂肪室上方为 SOOF。颊部内侧深层脂肪室的浅面为颊部内侧及中间浅层脂肪室,深面为上颌骨骨膜(图 2-39)。填充颊部内侧深层组织可重建年轻化的面颊。

在深层脂肪室与骨膜之间有一潜在腔隙,即梨状孔深层腔隙(deep pyriform space,DPS),也称为 Ristow 腔隙,被梨状孔和颊部内侧深层脂肪室包绕,头端可延伸至眼轮匝肌深面。由于角动脉位于该腔隙浅面,因此当贴近骨膜注射时,不易损伤角动脉。随着年龄的增长,上颌骨发生骨性萎缩,该腔隙增大;在该腔隙注射脂肪,可以对其浅面的颊部脂肪和提上唇肌提供深部的支撑作用(图 2-40)。

颊部内侧深层脂肪室分为两部分,内侧部分紧邻梨状孔韧带,外侧部分环绕提口角肌,并与颊脂垫相邻。颊部内侧深层脂肪室内有眶下动脉走行,并发出大量分支,角动脉及面横动脉有少量分支进入该脂肪室(图 2-41)。

颊部外侧也有一深层脂肪室,位于咬肌筋膜浅面,但较难识别。颊部深层脂肪室尤其是外侧部分对浅层脂肪室有支撑作用,其体积的丧失会导致面部老化。年龄老化所造成的鼻唇沟突起是假性下垂,颊部深层脂肪室体积丧失,其浅面的颊部浅层内侧及中间脂肪室凸度降低,鼻唇沟加深,并可造成下睑的 V 形畸形。皮肤的松垂是继发于体积的丧失与被覆皮肤的增多。颊部深层脂肪室及 DPS 内精确注射少量脂肪即可呈现很好的效果。

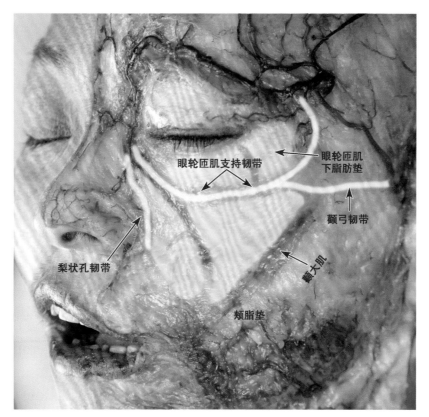

眼轮匝肌支持韧带

眼轮匝肌下脂肪垫

颧弓韧带

梨状孔韧带

颧大肌

颊脂垫

图 2-39 深层脂肪纤维隔

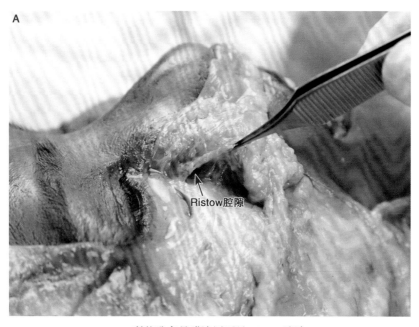

Ristow腔隙

A. 梨状孔旁骨膜浅层可见 Ristow 腔隙

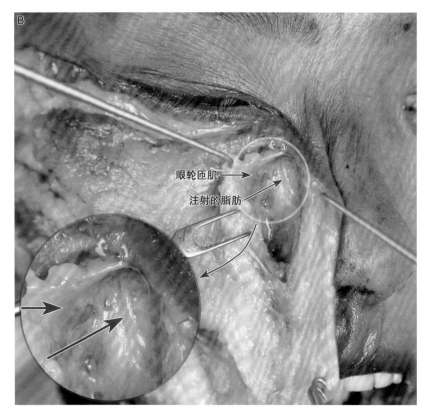

眼轮匝肌

注射的脂肪

B. 在该腔隙注射脂肪,头端可至眼轮匝肌深面

图 2-40　Ristow 腔隙

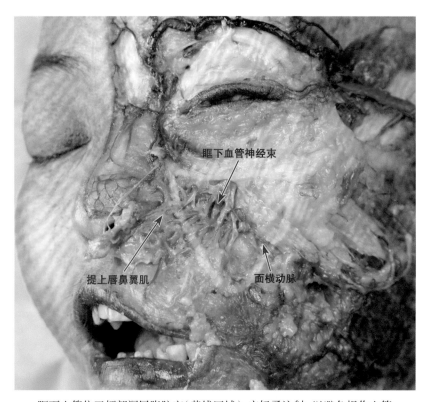

眶下血管神经束

提上唇鼻翼肌

面横动脉

眶下血管位于颊部深层脂肪室(黄线区域),应轻柔注射,以避免损伤血管

图 2-41　眶下血管

2. 肌肉 颊部浅层肌肉有眼轮匝肌、提上唇肌、提上唇鼻翼肌、鼻肌、颧小肌和颧大肌。颧大肌起源于颧骨附近的颞颧缝，颧小肌起源于其内侧，止于上唇和口角。提上唇肌起源于眶下缘至眶下孔，止于上唇。提上唇鼻翼肌源自上颌骨额突和眶下缘，止于鼻翼和上唇。鼻肌源于尖牙的齿槽轭和侧切牙，止于鼻背。降口角肌起源于下颌下颏孔，止于下唇和上唇（图2-42）。深层的笑肌起源于颈阔肌和咬肌筋膜，止于口角和上唇。颊肌起源于上颌骨、下颌骨和翼腭缝，止于口角和上、下唇。

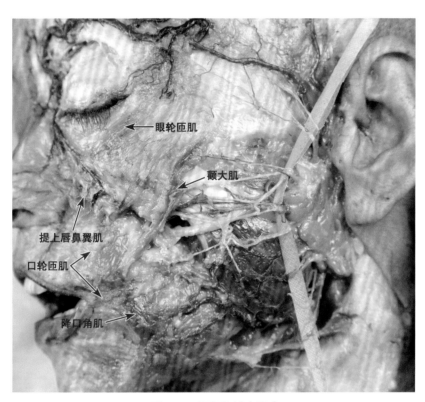

图2-42 面颊部浅表肌肉

3. 脂肪注射的注意事项 面颊部填充经鼻唇沟上部进入，注射针管上行至眶下缘浅面，向面颊和内侧和外侧眶下缘注射脂肪，在Ristow间隙注入1～3ml脂肪，面颊中部每侧注射3～10ml脂肪。注入适量脂肪使颊部形成椭圆形丘状突起，然后在外眦外下方注射自体脂肪，以塑造颊顶点，睑-颊交界区平滑过渡。

眶下缘脂肪注射最为困难，注射层次错误会导致难以治疗的并发症。眶下区有2个主要危险区：第一危险区位于瞳孔内侧和鼻壁外侧之间的眶下缘，眶下动脉的鼻部分支在骨膜浅面与滑车上动脉、鼻背动脉或角动脉的吻合，矫正泪槽畸形和眶下萎缩时，应贴近眼轮匝肌深面矫正注射，适当远离骨膜；第二危险区位于颧骨外侧1/3，眶下动脉的颧颊支在此区域浅出，走行于颊部脂肪内，注射时应紧贴骨膜浅面。

进针点可在颊中部，注射针管穿经纤维组织时有突破感，置于眶下缘眼轮匝肌深面，每次注射量小于0.05ml，总量小于3ml，注射位置不要高于眶下缘。泪槽区域的被覆皮肤和软组织菲薄，若不精确放置脂肪（特别是单独注射到泪槽区域时）可能会导致显而易见的异常，例如香肠状畸形。泪槽畸形及眶下缘内侧处注射约1ml。自体脂肪注射于Ristow腔隙可避免上述问题。

面颊中部的脂肪注射技术难度不高且效果显著。面部年轻化中最重要的脂肪室包括颊部内侧深层脂肪室、鼻唇深层脂肪室、颊部浅层内、外侧脂肪室。首先填充颧部深层和鼻唇沟脂肪室，最后填充高位（浅层）外侧脂肪室。也可由口腔前庭进针，紧贴上颌骨浅面走行，切牙根部对应颊部内侧深层脂肪室的内侧部分，第一磨牙对应外侧部分，每一部分一般注射1～2ml。从口角处入针，注射浅层脂肪室，适量填充颊部内侧浅层脂肪室，必要时填充鼻唇浅层脂肪室。避免注射过量脂肪，尤其是在浅层脂肪室，以免形成过量填充的外观。

侧颊部由耳前入针,主要注射于颧弓下凹陷,一般注射 3～10ml。消瘦者的颊部口腔区应同时注射脂肪,否则颊部内侧的填充会彰显颊部口腔区的凹陷。进针点可在颊中部,在皮下脂肪层面注射脂肪。鼻唇沟的皮下可微量多点注射脂肪,必要时可随后在口角、唇部亚单位和颏侧凹陷处进行额外的浅层脂肪移植。

（四）鼻部

1. 概述 外鼻部皮肤软组织由浅至深可分为皮肤、皮下脂肪组织、肌肉和筋膜(肌肉筋膜层)、网状组织(深部脂肪层)及软骨膜和骨膜。在骨 - 软骨支架和网状组织层之间的平面进行分离,可最大限度地降低并发症的发生率。鼻上 2/3 的皮肤软组织与支架结合疏松,活动度较大;而鼻下 1/3 的皮肤软组织与支架结合紧密,活动度较小(图 2-43)。

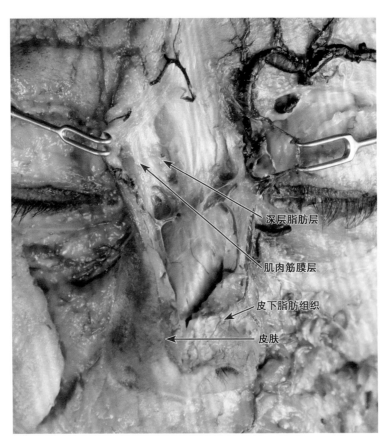

深层脂肪层

肌肉筋膜层

皮下脂肪组织

皮肤

图 2-43 鼻部软组织层次

外鼻部皮肤含有较多的汗腺和皮脂腺,鼻根部皮肤与降眉间肌和脂肪组织致密附着,但与鼻骨结合并不紧密。鼻背部皮肤薄,皮下组织较少。鼻尖上区的皮肤含有丰富的皮脂腺。鼻尖和鼻翼的皮脂腺最明显。鼻尖下小叶和鼻小柱区域的皮肤厚度较鼻尖明显变薄,皮脂腺也较少,但在鼻翼及其基底部,皮肤明显变厚,皮脂腺含量增多。

鼻部皮下脂肪组织主要集中在眉间、鼻侧壁、鼻尖及鼻尖上区三个部位,这三个部位血管较为密集,注射时损伤血管的概率较高。鼻侧壁皮下脂肪组织延伸到颊部。浅表脂肪层含有大量的垂直纤维连接皮肤和 SMAS。鼻翼、鼻小柱、软三角区等其他区域极少含有皮下脂肪组织(图 2-44)。

鼻部 SMAS 菲薄,包绕鼻肌。鼻部肌肉很薄,纤细而精巧,与深、浅部脂肪层之间有纤维隔相互交叉。深部脂肪层分布于纤维肌肉层和深部的框架结构之间,该层无纤维韧带,活动度较大。SMAS 深面的脂肪分布与浅表的脂肪分布相似,集中在鼻翼、侧壁和眉间,鼻背下外侧软骨穹窿间可见脂肪垫。

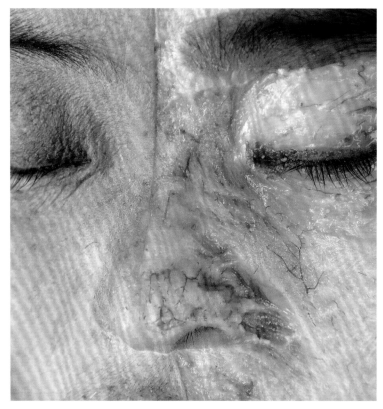

眉间、鼻侧壁、鼻尖及鼻尖上区可见皮下脂肪组织,内有较为密集的血管

图 2-44 鼻部浅层脂肪组织

2. 外鼻部的血管

（1）动脉:外鼻部的动脉血供主要来源于颈外动脉的面动脉分支和颈内动脉的眼动脉分支,这些血管大部分走行在肌肉筋膜层浅面。外鼻部的血供类型具有不确定性,可区分为鼻尖部、鼻背部、鼻翼部和鼻根部动脉网。其中鼻尖部和鼻翼部的动脉网最密集,其次是鼻根部,鼻背部的动脉网最为稀疏。鼻尖部和鼻翼部的动脉网由鼻翼动脉、侧鼻动脉、鼻背动脉、鼻小柱动脉等共同构成,部分鼻尖部细小动脉网分布于深部脂肪层下外侧的软骨膜表面。鼻背动脉是眼动脉的终末支之一,在滑车与内侧韧带之间穿过眶隔、眼轮匝肌,通常在内眦角处分为 2 支,较细的分支分布至鼻根部,较粗的分支趋向于中线下行至鼻尖上区,并与侧鼻动脉、鼻小柱动脉及面动脉或眶下动脉分支相互吻合,形成鼻尖动脉网。面动脉在鼻唇沟向上方走行,形成内眦动脉,在经过鼻外侧时发出侧鼻动脉,主要分布于鼻背和鼻翼,在其走行过程中,发出多条分支与邻近动脉分支和对侧动脉相吻合。上唇动脉在口角水平由面动脉发出,在人中区向上发出 2～3 条较粗大的分支,上行至鼻小柱基底部转向前行,称为鼻小柱动脉,走行于深层皮下组织至鼻尖。

（2）静脉:外鼻部的静脉同样分布于肌肉筋膜层浅面,眶上横静脉、鼻背静脉弓是额部静脉的交通支,向上可经内眦静脉至眼静脉回流入海绵窦;向外可经面深静脉入翼静脉丛仍回海绵窦;向下可经面静脉回流入颈内和颈外静脉(图 2-45)。

鼻部头端血供与颈内动脉和视网膜动脉有直接连接。因而,在鼻背部、鼻根部或眉间区域注射时可能会导致灾难性后果,例如失明或脑梗死。尾端血液供应,主要是在尖端和鼻翼区域,也可以导致失明或脑梗死及局部栓塞,导致各种缺血现象。目前已报道的在脂肪注射后的失明多发生在眉间注射,鼻唇沟及鼻翼注射亦有发生。

3. 脂肪注射的注意事项　鼻部脂肪存活率总体欠佳,鼻根部略高。但亦有学者报道超微脂肪颗粒多层次注射移植有良好临床效果。入针点一般为鼻小柱及鼻根上方。注射层次鼻根部为骨膜浅层、肌肉内、SMAS 浅面,鼻背为骨膜 - 软骨膜浅层,鼻尖处为穹隆间脂肪垫、内侧脚之间。中线区域骨膜浅层为乏血管区,注射脂肪较为安全。

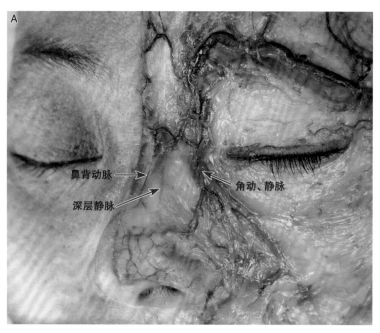

A. 分布特点：外鼻部的血供类型具有不确定性，大部分走行在肌肉筋膜层浅面，少部分静脉走行于肌肉筋膜层深面

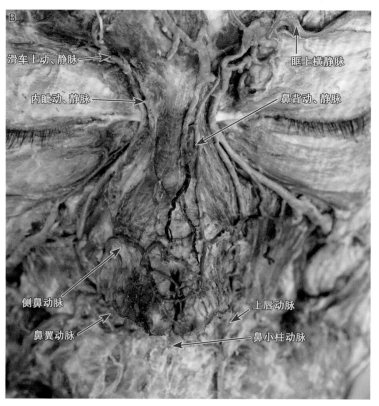

B. 血管构成：动脉血供来源于面动脉和眼动脉分支，静脉向上经内眦静脉回流入海绵窦，向外经面深静脉入海绵窦，向下经面静脉回流入颈内和颈外静脉

图 2-45　外鼻部血管

四、面下部

（一）唇部

1. 概述　唇部由浅至深分为皮肤、皮下浅层脂肪组织、口轮匝肌、深层脂肪组织及黏膜。红白唇（黏膜 - 皮肤）交界处皮肤略隆起为唇线，凸显红唇缘，是丰唇的重要标识之一。上唇唇线走行为弓形，形成"丘比特弓"状红唇。上唇有口轮匝肌的交叉纤维形成的 2 个人中嵴，其内为凹陷的人中。上唇浅层脂肪组织被含有血管的纤维隔分隔为上唇上、中央、侧面及下外侧浅层脂肪室。下唇浅层脂肪组织分为中央、侧面及颏部浅层脂肪室。中央及侧面浅层脂肪室的纤维隔含有下唇动脉（图 2-46）。唇部皮下

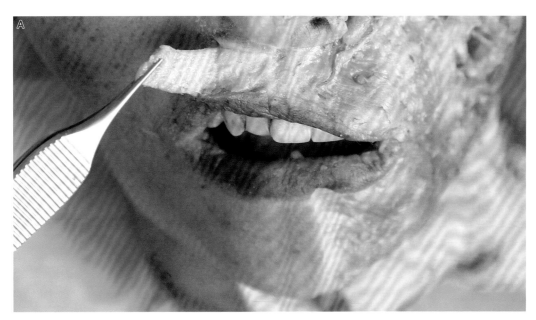

A. 正位观：上唇皮肤与肌肉结合紧密

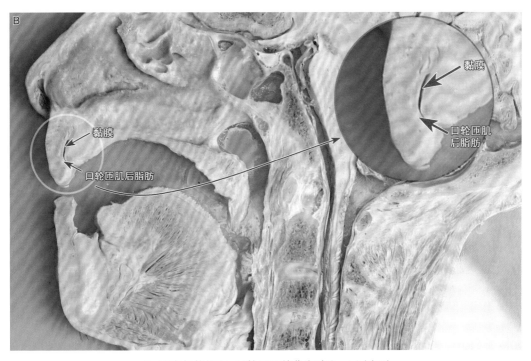

B. 正中矢状切面：口轮匝肌前曲度减少，上唇扁平

图 2-46　唇部软组织层次

浅层脂肪组织较薄,皮肤与口轮匝肌结合紧密。口轮匝肌的止点位于干湿红唇的交界处,口轮匝肌后脂肪组织位于其深面,随着年龄的增长而萎缩,其头端至唇颊隐窝,尾端至干湿红唇交界。干湿红唇交界区黏膜下亦可见脂肪组织。

口轮匝肌(图2-47)环绕口裂,其他口周肌肉附着于口轮匝肌。颊肌肌纤维附着于口轮匝肌深层,提唇肌群及降唇肌群附着于浅层。降口角肌深面有颏旁深层脂肪室,其上内区域有颏神经及下唇动脉走行,是注射危险区之一。降下唇肌及颏肌起于下颌骨上联合,颏肌位于深层,与口轮匝肌纤维交叉,其肌肉纤维向外下横行,扇形止于下唇皮肤。颏肌可使下唇前凸。

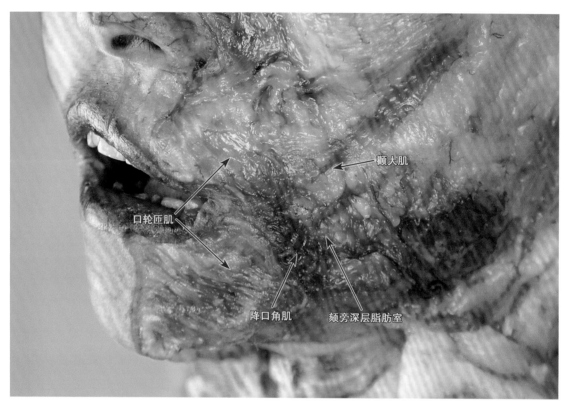

图2-47 口轮匝肌

随着年龄的增长,唇部皮肤及皮下组织明显变薄,弹性纤维和胶原纤维变性。口轮匝肌及其下脂肪变薄,黏膜腺萎缩而减少了对正常口腔形状的支持。红唇前凸减少,其显露范围减少,唇红缘变长,视觉红唇变薄。加之齿槽骨及鼻前棘的吸收,对唇部支撑减弱,亦可导致视觉红唇变薄。目前对下唇老化改变的研究较少。

2. 血运   面动脉在颈阔肌深面上行,跨越下颌骨发出下唇动脉、上唇动脉,经口角继续上行为角动脉。但是,面动脉的变异较多。下唇动脉位于颈阔肌深面,通常与颏唇动脉共干。下唇动脉起点位于下颌缘上2~3cm,口角外侧2~3cm,通常较同侧唇上动脉细小,随之向内逐渐浅行于口轮匝肌内或口轮匝肌和降下唇肌之间,并向皮肤垂直发出穿支。上唇动脉在唇部中外1/3交界处穿经口轮匝肌进入红唇,于红唇区黏膜下向内走行,逐渐靠近唇缘。有研究显示约11%的下唇动脉与上唇动脉共干,下唇动脉发出点较高,走行于红唇皮肤交界处,在该区注射时易被损伤(图2-48)。

上唇动脉在口角上方发出,穿经口轮匝肌向头端走行至红唇皮肤交界处,然后沿着唇缘走行。上唇动脉大多在唇部中外1/3交界处穿经口轮匝肌进入红唇,位于口轮匝肌深面,或贴近黏膜下平面,沿着唇缘向内走行,沿途垂直发出分支,向上走向鼻部的分支较为粗大,向下走向唇缘的分支较细小。上唇动脉近中线附近向唇缘走行,逐渐分为细小分支(图2-49)。

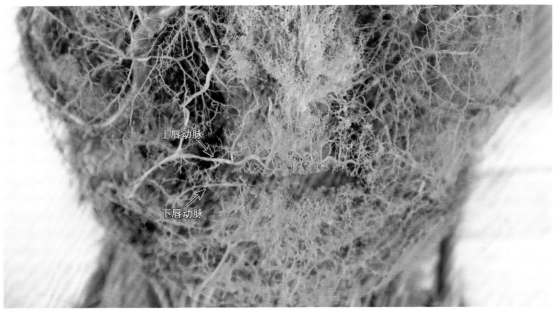

图 2-48 唇部血管铸型

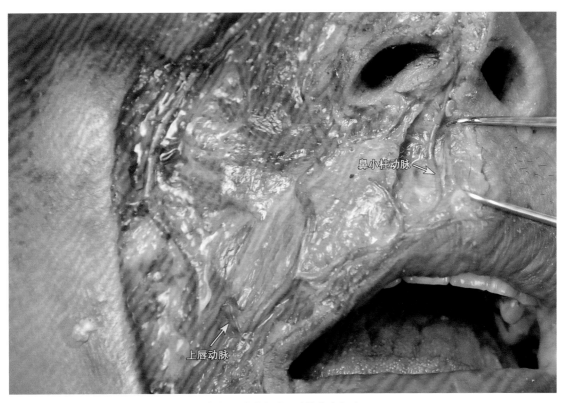

鼻部的分支粗大,唇缘分支细小

图 2-49 上唇血管

3. 脂肪注射的注意事项 随着年龄的增长,口轮匝肌变平,前曲度变小(见图 2-46)。上唇注射于口轮匝肌后脂肪室,增加口轮匝肌前曲度,恢复其曲棍球杆样的形状,使红唇前凸。进针点为人中嵴,应在皮下脂肪层进行注射。在红唇皮肤交界处注射填充物会形成不自然的形状。在干湿红唇交界后侧进针注射至口轮匝肌深面脂肪室,而非直接注射到肌肉中,定向增加红唇凸度,显示更多的干湿红唇交界区。红唇外 1/3 区域为乏血管区,注射较为安全,中、内 2/3 区域有血管走行,垂直进针可减少血管损伤(图 2-50)。

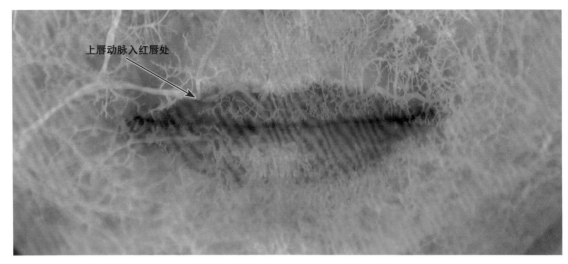

图 2-50 红唇血管

唇部注射脂肪并发症有出血、肿胀、不对称、硬结节、肉芽肿、脓肿或蜂窝织炎,尚无注射脂肪后失明的报道。

(二)鼻唇沟

鼻唇沟处皮下脂肪组织菲薄,与唇部皮下脂肪组织类似,但与面颊部皮下脂肪组织迥异(图 2-51)。皮肤与提上唇肌、提上唇鼻翼肌及颧小肌的肌纤维结合紧密(图 2-52)。面动脉在邻近口角处发出上唇动脉后,在上述表情肌内或浅面沿鼻唇沟走向鼻翼,其走形曲折多变,大多位于鼻唇沟内侧或跨越鼻唇沟,鼻唇沟上 1/3 区域的面动脉最为表浅。随后向鼻发出鼻背外侧动脉,其主干在鼻外侧上行,称为角动脉(图 2-53)。

鼻唇沟并非衰老的早期表现,但通常是患者最早在意的区域。衰老早期面中部软组织体积丧失,前颊部扁平,眶下空洞发育,使面颊与下睑分开,呈现衰老外观。但患者往往将之归罪于鼻唇沟的加深。鼻唇沟加深的原因,首先是随着年龄的增长,口周软组织逐渐萎缩及上颌骨退缩;其次为颧部肌肉纤维缩短,向上牵拉皮肤。增加上颌前区及口周上区的容积有可能改善鼻唇沟的深度。

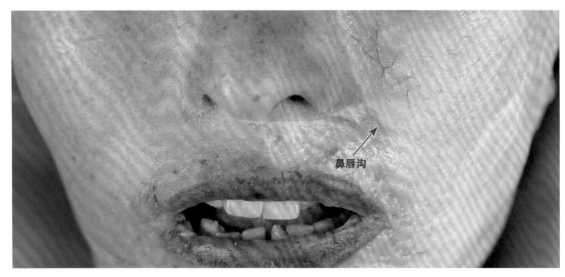

图 2-51 鼻唇沟浅层脂肪组织薄而致密

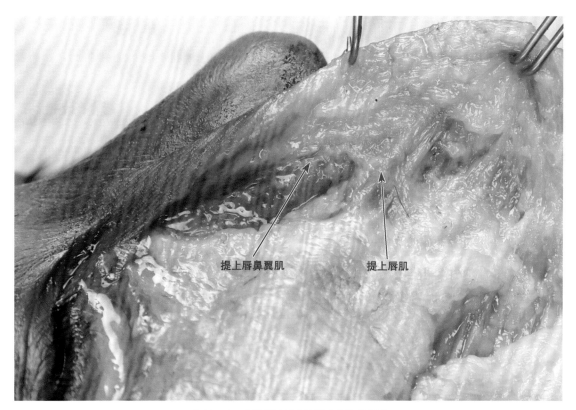

图 2-52 鼻唇沟区域的肌肉(头位观)

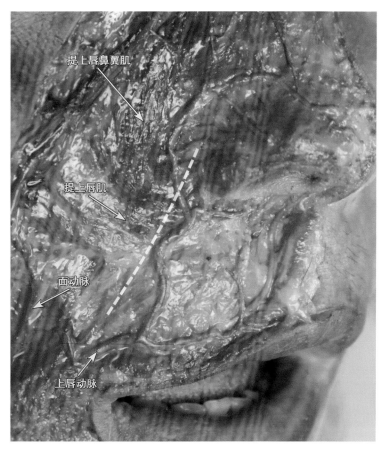

图 2-53 鼻唇沟血管分布(白色虚线处为鼻唇沟)

鼻唇沟处皮肤与肌肉结合紧密,移植脂肪存活率欠佳。鼻唇沟过深者可在真皮深层及真皮下注射小颗粒脂肪。根据面动脉的走行层次,在鼻唇沟的下 2/3 注射较为安全;鼻唇沟上 1/3 区域的面动脉最为表浅,皮下注射时容易被损伤;邻近鼻翼基底处,建议注射于真皮层、口轮匝肌后脂肪或骨膜浅面。若在此处误入血管,可导致鼻翼和颊部皮肤坏死,亦可通过角动脉或背侧鼻支的吻合支导致视网膜动脉栓塞。鼻唇沟区域注射是导致组织坏死的第二常见部位,也是导致视力丧失的第三常见部位。

（三）颏部

颏部皮下脂肪较为丰满,与皮肤结合紧密。颏肌是下唇中部成对提肌,起自下颌骨的切牙窝,肌纤维在下行过程中逐渐增宽,并与对侧同名肌相叠合,止于颏部皮肤真皮深层(图 2-54);其深面可见颏部深层脂肪室,上界延伸至下唇缘,与口轮匝肌后脂肪室分隔,颏唇沟(mentolabial sulcus)为两者的体表分界,下界与颏下脂肪未见明显界限(图 2-55)。近期一项前瞻性对照研究显示,颏部注射脂肪 6 个月存活率平均为 82.2%,下颌突度平均增加 7mm,证实了颏部脂肪注射的有效性。颏部注射脂肪应主要注射于颏部深层脂肪室,亦可注射于颏肌内及皮下。

颏部两侧外缘可见唇下颌沟(labiomandibularsulcus, LMS),即始于口角边缘垂直向下至下颌缘的沟状凹陷,又称为木偶纹,由皮下结构的差异而非由韧带导致,即在唇下颌沟内侧的皮肤与皮下组织结合紧密,但外侧则连接松散。其深层为降口角肌肌群中水平的肌纤维与颈阔肌垂直的肌纤维的交界处(图 2-56);外侧为 Ghassemi 分型中的 1 型 SMAS,动态的胶原纤维网隔锚定于骨膜或面部肌肉,包绕脂肪细胞,形成小叶状结构;内侧为 Ghassemi 分型中的 2 型 SMAS,由胶原纤维、弹性纤维与肌纤维混合形成网状结构,肌肉纤维到达真皮。脂肪细胞介于期间,无明显的脂肪小叶。随着年龄的增长,外侧皮肤软组织松弛加重,导致 LMS 的形成。因此,此处单纯填充效果欠佳,需要改善外侧皮肤软组织的松弛。

（四）下颌区

下颌区覆盖咬肌的软组织分为两个区域:上半部包括面神经颧支、腮腺、腮腺导管副叶和面神经上颊干;下半部没有重要的结构,浅层脂肪组织与浅筋膜(颈阔肌)结合紧密,未见主要血管,是面部常见抽吸区域(图 2-57)。该区可见一个浅层脂肪室(图 2-58)。

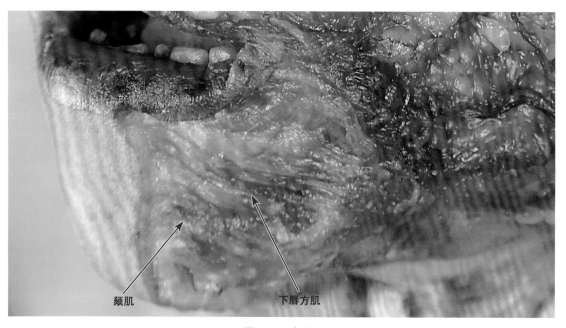

颏肌　　　　　　　　　　　　　　下唇方肌

图 2-54　颏肌

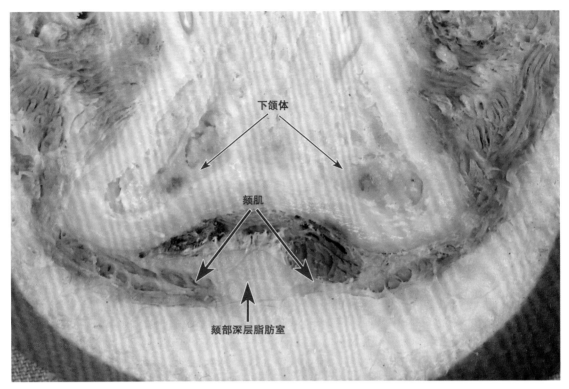

图 2-55　颏部深层脂肪室(经下颌体冠状切面)

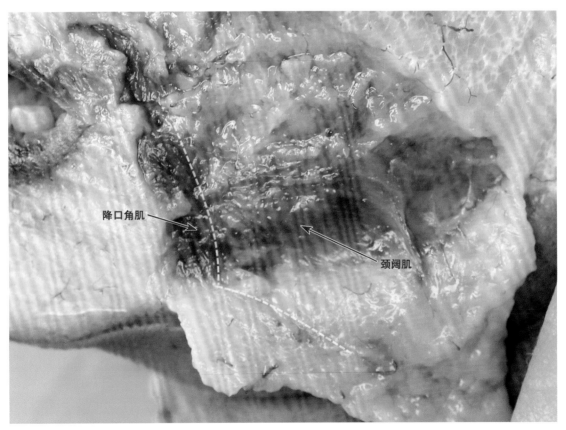

白色虚线为唇下颌沟,降口角肌与颈阔肌肌纤维相垂直;内侧脂肪致密,未见脂肪小叶;外侧脂肪可见脂肪小叶,结构松散

图 2-56　唇下颌沟

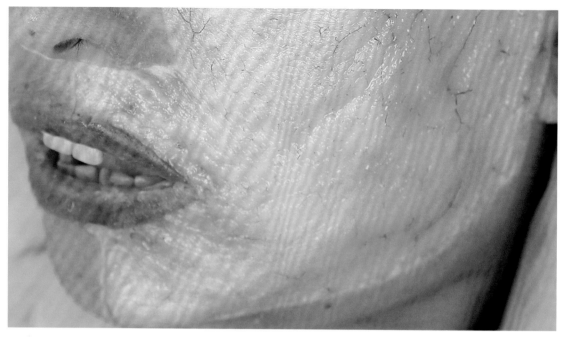

图 2-57 下颌区仅有浅层脂肪组织

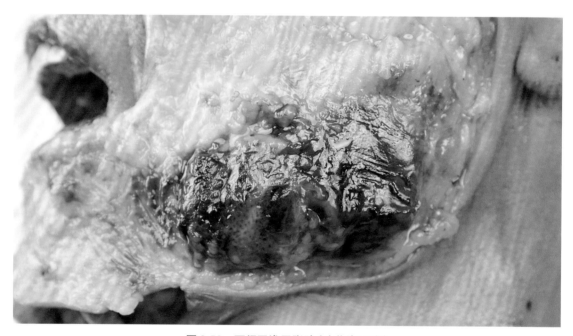

图 2-58 下颌区浅层脂肪室（蓝染区域）

自下颌角前侧 5cm 起紧邻下颌缘处可见条索状颈阔肌韧带（platysma mandibular ligament，PML），紧密连接颈阔肌与下颌骨，锚定下颌缘皮肤，是浅层脂肪室的下界。其后上方的颈阔肌与深筋膜（咀嚼肌肌膜）结合较为疏松，形成嚼肌前间隙（premasseter space），利于张口时组织的滑动，并可以减少张口运动时对面神经下颌缘支的牵拉（图 2-59）。颈阔肌韧带后方的颈阔肌深面可见深层脂肪组织，随年龄增长，形成面颊区下方的膨出，称为颚区畸形（jowl deformity）或"羊鳃"畸形。其内有面动脉穿行，向上走行至口角，逐渐浅行（图 2-60）。该区深层脂肪组织为脂肪抽吸的相对禁忌区。

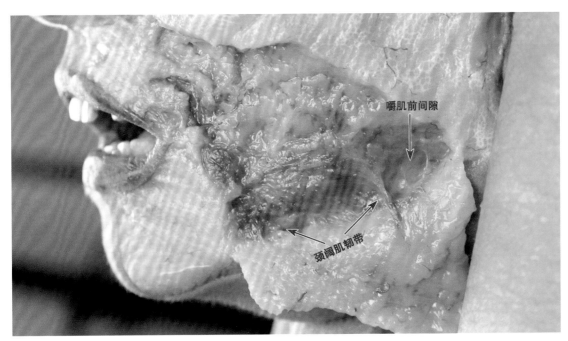

图 2-59　颈阔肌韧带

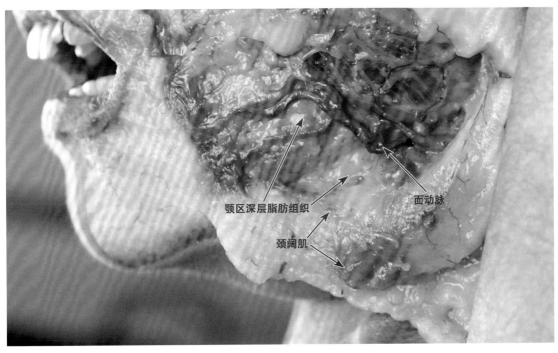

图 2-60　颏区深层脂肪组织位于颈阔肌深面，有面动脉穿行

　　面神经的下颌缘支穿过咀嚼肌后缘，走行于咀嚼肌内，在下颌缘上 5～10mm 穿出咀嚼肌前缘的腮腺咬肌筋膜，于颈阔肌深面向前走行，在下颌角前侧 2～3cm 处横跨面动脉，至口角下外侧逐渐浅出，一般分为两支支配降口角肌肌群（图 2-61）。由于嚼肌前间隙的滑动性，面神经下颌缘支的位置并不恒定。因此，木偶纹区一定要做表浅抽吸，以免损伤面神经下颌缘支，导致口角偏斜。

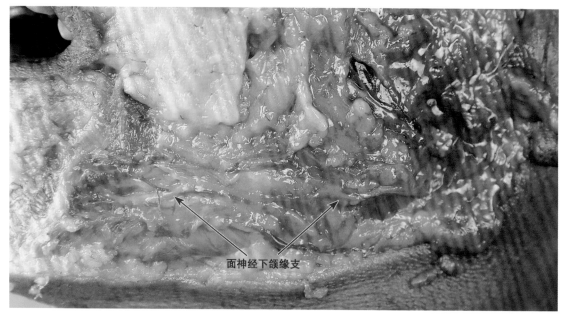

图 2-61　面神经下颌缘支

第二节　颈　　部

一、概述

　　影响颈部形态的因素主要有皮肤、肌肉的松弛及皮下脂肪组织的蓄积。颈部皮下脂肪组织分为颈阔肌深层及浅层脂肪组织，过度脂肪蓄积可形成双下巴，并使颈部缩短，颏颈之间的曲线、下颌骨的轮廓线消失，面颈部的分界不明显，对外观的影响较大。颈部皮下脂肪呈现致密均一的膜状结构，一般情况下脂肪抽吸术仅能抽吸浅层脂肪（图 2-62）。根据 Goddio 的临床研究，在全身的各个部位中，颈部皮肤在脂肪抽吸术后的回缩性最好，故皮肤较为松弛的老年患者不是禁忌。颏下区及下颌缘区是脂肪抽吸的最佳区域。

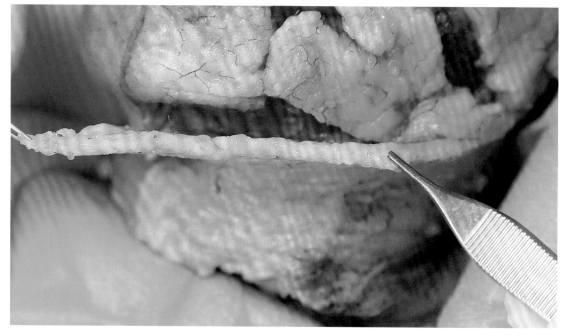

图 2-62　颈部脂肪组织呈致密均一的膜状结构

Souza Pinto 认为脂肪抽吸后颈部皮肤的回缩程度与真皮的纤维组成及密度有关,尸体解剖研究显示人体颏下真皮乳头层的厚度为(0.08±0.06)nm;(82±12)% 为纤维组织,多为同相型(胶原纤维的形态、密度相同)和致密型(粗大的纤维组织排列紧密);网状层的厚度为(1.8±0.68)nm,(89±17)% 为纤维组织,多为缠结型(纤维组织排列杂乱),抽吸后皮肤的回缩程度较大。

颈部皮下脂肪组织被颈阔肌分隔为颈阔肌浅层脂肪组织和深层脂肪组织。伸舌并配合颈阔肌收缩可判断颈阔肌浅层脂肪组织的厚度。脂肪抽吸只能抽吸颈阔肌浅层脂肪组织;深层脂肪组织需行开放式脂肪切除术才能安全去除,但是约 40% 的人颈阔肌在颏下分开,可直接抽吸深层脂肪组织(图2-63)。

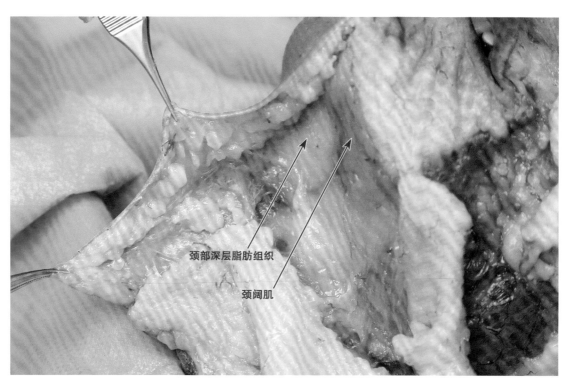

图 2-63　颈部深层脂肪组织

二、颈部的浅筋膜系统

(一)颈阔肌

颈阔肌为薄的片状肌肉,是人类头部和颈部唯一未在骨骼有起点或止点的肌肉,其源自锁骨浅面深筋膜,向上、内走行至面部,止于面颊部皮肤及口周肌肉;血液供应主要为颏下动脉分支,其次为肩胛上动脉分支;由面神经颈支和 / 或下颌缘支支配,功能为降口角及下唇。

根据韩国 Kim HJ 等的解剖观察,东方人种颈阔肌分为四种类型:A 型,两侧颈阔肌相互交叉;B 型,右侧颈阔肌覆盖左侧;C 型,左侧颈阔肌覆盖右侧;D 型,两侧颈阔肌无交叉。其中肌肉交叉超过 20mm(下颌骨下缘至肌肉交叉下缘的距离)者占 43%,多于西方人种的 15%。D 型颈阔肌未在中线融合,遗留较大间隙,可通过脂肪抽吸去除颈阔肌内脂肪垫。Aston SJ 发现 SMAS- 颈阔肌与真皮之间的纤维连接众多、致密且坚韧(图2-64),且男性的纤维面积大于女性。

(二)颈部皮肤支持韧带

颈部的浅筋膜系统发育良好,有较多的皮肤支持韧带,对维持颈部流畅弯曲的弧度起到重要作用。排列均一的网状纤维组织隔连接颈阔肌与皮肤,包裹皮下脂肪(图2-65)。

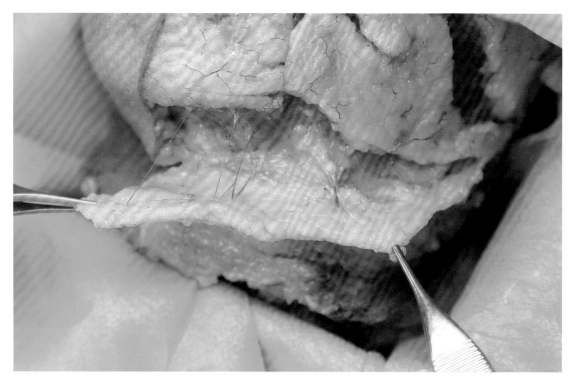

图 2-64 颈阔肌与浅层脂肪组织结合紧密

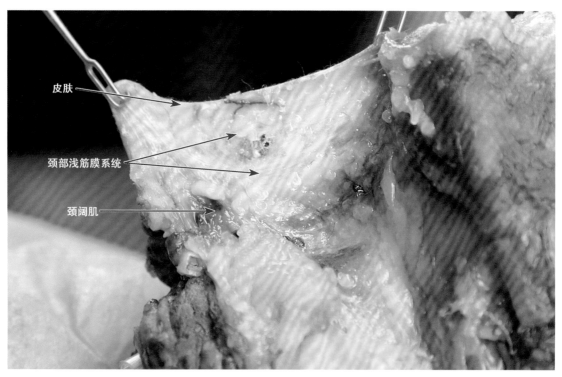

皮肤

颈部浅筋膜系统

颈阔肌

图 2-65 颈部浅筋膜系统

在颈部的某些区域，皮肤和浅筋膜之间有较为坚韧的纤维组织锚定于皮肤，如颏下韧带（submental ligaments）、下颌韧带（mandibular ligaments）、乳突皮肤韧带（mastoid-cutaneous ligaments）、颈阔肌 - 耳韧带（platysma-auricular ligaments）。颈阔肌旁正中支持韧带（paramedian platysma-retaining ligaments）、颌下颈阔肌支持韧带（submandibular platysma-retaining ligaments）、舌骨韧带（hyoid ligament）等锚定于更深层的组织。

颏下沟位于颏部正下方，距离下颌联合 1cm，是由骨皮肤纤维组织粘连所致的凹陷，其形态因人而异，变化较大，起源于下颌联合的后面，并止于皮肤。骨皮肤纤维组织粘连被称为颏下隔（submental septum）或颏下韧带，向两侧延伸至左、右下颌韧带，构成颏下区的前界（图 2-66）。颏下区脂肪增多时，颏下沟加深，形成双下巴。

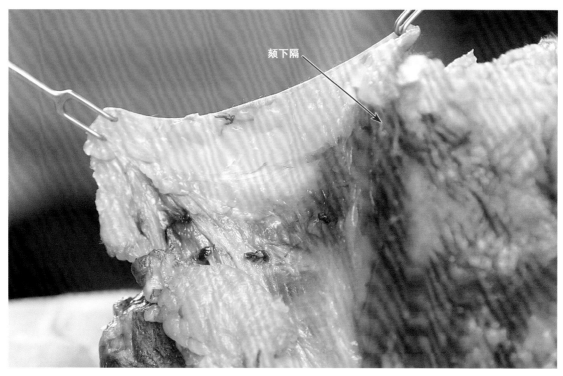

图 2-66　颏下隔

颈前部可见致密、均一的浅筋膜系统，颏颈角处颈阔肌浅筋膜与颈深筋膜及舌骨结合，称为舌骨韧带，形成颏颈角的转折，但并未发现该韧带直接止于皮肤，该韧带是颏下区的后界（图 2-67）。

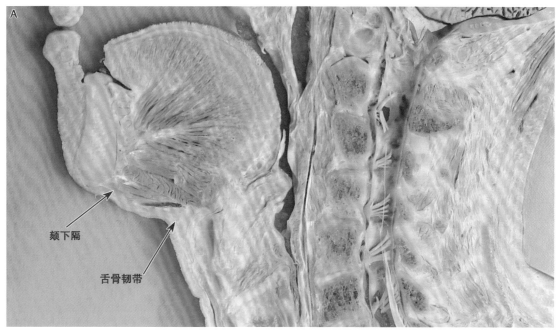

A. 正中矢状切面

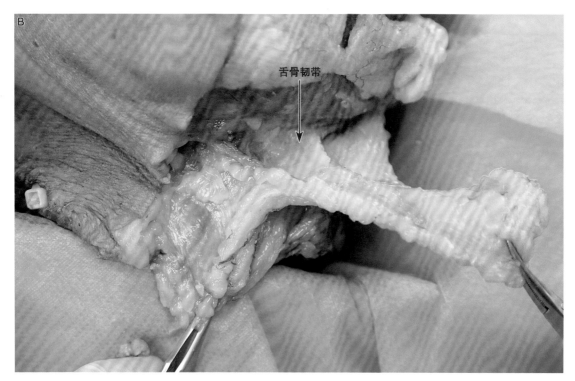

B. 掀起浅层脂肪组织，显露韧带

图 2-67 舌骨韧带

颏下区的侧界为颈阔肌旁正中韧带（假性韧带），与舌骨韧带并不相连。

三、血管神经

颈部所有浅静脉均位于颈阔肌深层。颈外静脉由下颌后静脉和耳后静脉汇合而成，汇合点位于下颌角后下方的浅筋膜深层，在浅筋膜下垂直下行，在胸锁乳突肌中下 1/3 交界处斜跨过胸锁乳突肌，朝向锁骨的中部。在锁骨上约 2cm，静脉穿入深筋膜，汇入锁骨下静脉。部分人的颈阔肌后缘平行于颈外静脉，颈外静脉可能位于菲薄的浅筋膜下，抽吸颈部外侧区域时要谨慎，术前应标记颈外静脉的走向。颈前静脉始于颏下区，左右可能不对称分布，走行于颈阔肌深层脂肪内，D 型颈阔肌在颈前区无颈阔肌，因而有可能损伤颈前静脉（图 2-68）。

面神经出茎乳孔后，在腮腺峡部分出面神经颈支主干，穿出腮腺下极，在下颌角后方、胸锁乳突肌前方下行 1cm，随后向内前方走行进入颈阔肌，在其深层继续向内前方走行，在甲状软骨下方终止于颈阔肌内缘。颈部抽吸层次位于颈阔肌浅层，不易损伤面神经颈支。

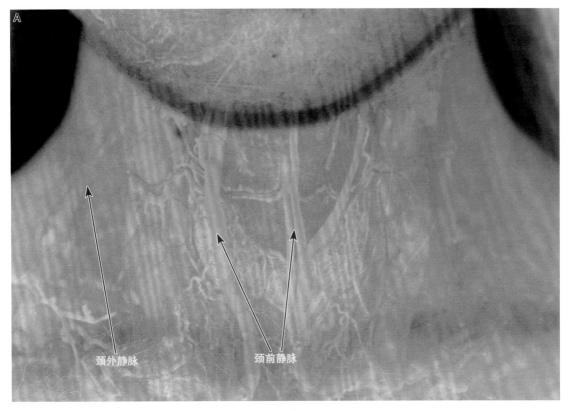

颈外静脉　　　　　　　颈前静脉

A. 正位观

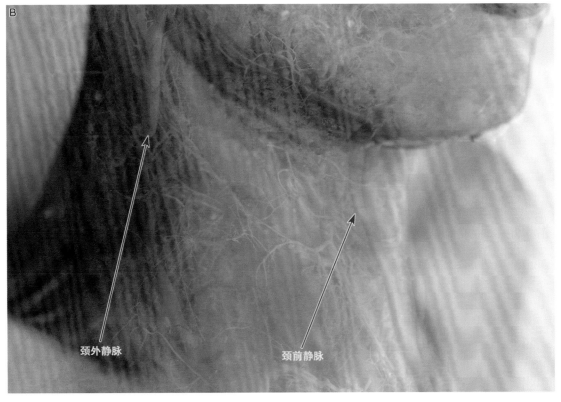

颈外静脉　　　　　　　颈前静脉

B. 侧位观

图 2-68　颈部静脉

参 考 文 献

[1] KOICHI W K, SHOJA M M , ALABAMA B, et al. Anatomy for Plastic Surgery of the Face, Head, and Neck[M]. New York: Thieme, 2016: 47-62, 101-110.

[2] ALGHOUL M, CODNER M A. Retaining ligaments of the face: review of anatomy and clinical applications[J]. Aesthet-Surg J, 2013, 33(6): 769-782.

[3] FURNAS D W. The retaining ligaments of the cheek[J]. Plast ReconstrSurg, 1989, 83(1): 11-16.

[4] OZDEMIR R, KILINÇ H, UNLÜ R E, et al. Anatomicohistologic study of the retaining ligaments of the face and use in face lift: retaining ligament correction and SMAS plication[J]. Plast ReconstrSurg, 2002, 110(4): 1134-1147.

[5] SADICK N S, DORIZAS A S, KRUEGER N, et al. The Facial Adipose System: Its Role in Facial Aging and Approaches to Volume Restoration[J]. Dermatol Surg, 2015, 41Suppl 1: 333-339.

[6] KRUGLIKOV I, TRUJILLO O, KRISTEN Q, et al. The Facial Adipose Tissue: A Revision[J]. Facial Plast Surg, 2016, 32(6): 671-682.

[7] COLEMAN S R, MAZZOLA R F, PU L Q. Fat injection. From filling to regeneration[M]. 2ed. New York: Thieme Medical Publishers, 2018: 933-943.

[8] ROHRICH R J, PESSA J E. The fat compartments of the face: anatomy and clinical implications for cosmetic surgery[J]. Plast ReconstrSurg, 2007, 119(7): 2219-2227.

[9] SCHENCK T L, KOBAN K C, SCHLATTAU A, et al. The Functional Anatomy of the Superficial Fat Compartments of the Face: A Detailed Imaging Study[J]. Plast ReconstrSurg, 2018, 141(6): 1351-1359.

[10] DONOFRIO L M. Fat Distribution: a Morphologic Study of the Aging Face[J]. Dermatol Surg, 2000, 26(12): 1107-1112.

[11] HOUSEMAN N D, TAYLOR G I, PAN W R. The angiosomes of the head and neck: Anatomic study and clinical applications[J]. Plast ReconstrSurg, 2000, 105(7): 2287-2313.

[12] TAYLOR G I. The angiosome concept and tissue transfer[M]. St. Louis: QMP/CRC Press, 2014: 33-39.

[13] ROHRICH R J, PESSA J E, RISTOW B. The youthful cheek and the deep medial fat compartment[J]. Plast ReconstrSurg, 2008, 121(6): 2107-2112.

[14] AGHAI F, CAIX P. The retro-orbicularisoculus fat(ROOF) or Charpy's fat pad. Descriptive and functional anatomy. Surgical concepts applied to the design of a frontotemporal lift procedure[J]. Ann Chir Plast Esthet, 2004, 49(4): 355-359.

[15] AIACHE A E, RAMIREZ O H. The suborbicularisoculi fat pads: an anatomic and clinical study[J]. Plast ReconstrSurg, 1995, 95(1): 37-42.

[16] COTOFANA S, SCHENCK T L, TREVIDIC P, et al. Midface: clinical anatomy and regional approaches with injectable fillers[J]. Plast ReconstrSurg, 2015, 136(5 Suppl): 219-234.

[17] HUANG R L, XIE Y, WANG W J, et al. Anatomical Study of Temporal Fat Compartments and its Clinical Application for Temporal Fat Grafting[J]. AesthSurg J, 2017, 37(8): 855-862.

[18] ENGELMAN D E, BLOOM B, GOLDBERG D J. Dermal fillers: complications and informed consent[J]. J Cosmet Laser Ther, 2005, 7(1): 738e.

[19] GOLD M. The science and art of hyaluronic acid dermal filler use in esthetic applications[J]. J Cosmet Dermatol, 2009, 8(4): 301-307.

[20] LAZZERI D, AGOSTINI T, FIGUS M, et al. Blindness following cosmetic injections of the face[J]. Plast ReconstrSurg, 2012, 130(5): 995-1012.

[21] LEMPERLE G, RULLAN P P, GAUTHIER-HAZAN N. Avoiding and treating dermal filler complications[J]. Plast ReconstrSurg, 2006, 118(3 Suppl): 92-107.

[22] PARK T H, SEO S W, KIM J K, et al. Clinical experience with hyaluronic acid-filler complications[J]. J Plast ReconstrAesthSurg, 2011, 64(7): 892-896.

[23] THAUNAT O, THALER F, LOIRAT P, et al. Cerebralfat embolism induced by facial fat injection[J]. Plast ReconstrSurg, 2004, 113(7): 2235-2236.

[24] YOON S S, CHANG D I, CHUNG K C. Acute fatalstroke immediately following autologous fat injection into the face[J].

Neurology, 2003, 61(18): 1151-1152.

［25］ FEINENDEGEN D L, BAUMGARTNER R W, SCHROTH G, et al. Middle cerebral artery occlusion AND ocular fat embolism after autologous fat injection in the face［J］. J Neurol, 1998, 245(1): 53-54.

［26］ 王晨羽, 王晓军, 俞楠泽, 等. 面部注射充填引起脑血管意外一例报告及文献回顾［J］. 中华整形外科杂志, 2017, 37 (1): 162-166.

［27］ LEE J G, YANG H M, HU K S, et al. Frontal branch of the superficial temporal artery: anatomical study and clinical implications regarding injectable treatments［J］. SurgRadiolAnat, 2015, 37(1): 61-68.

［28］ CHOI D H, EOM J R, LEE J W, et al. Zygomatico-orbital artery: The largest artery in the temporal area［J］. J Plast ReconstrAesthSurg, 2018, 71(4): 484-489.

［29］ TRINEI F A, JANUSZKIEWICZ J, NAHAI F. The sentinel vein: an important reference point for surgery in the temporal region［J］. Plast ReconstrSurg, 1998, 101(1): 27-32.

［30］ YANG H M, JUNG W, WON S Y, et al. Anatomical study of medial zygomaticotemporal vein and its clinical implication regarding the injectable treatments［J］. SurgRadiolAnat, 2015, 37(2): 175-180.

［31］ JIANG X, LIU D L, CHEN B. Middle Temporal Vein: A Fatal Hazard in Injection Cosmetic Surgery for Temple Augmentation［J］. JAMA Facial Plast Surg, 2014, 16(3): 227-229.

［32］ YANO T, OKAZAKI M, YAMAGUCHI K, et al. Anatomy of the middle temporal vein: implications for skull-base and craniofacial reconstruction using free flaps［J］. Plast ReconstrSurg, 2014, 134(1): 92-101.

［33］ CARRUTHERS J, FAGIEN S, ROHRICH R J, et al. Blindness Caused by Cosmetic Filler Injection: A Review of Cause and Therapy［J］. Plast ReconstrSurg, 2014, 134(6): 1197-1201.

［34］ O' BRIEN J X, ASHTON M W, ROZEN W M. New perspectives on the surgical anatomy and nomenclature of the temporal region: Literature review and dissection study［J］. Plast ReconstrSurg, 2013, 131(3): 510-522.

［35］ JUNG W, YOUN, K H, WON S Y, et al. Clinical Implications of the Middle Temporal Vein With Regard to Temporal Fossa Augmentation［J］. Dermatol Surg, 2014, 40(6): 618-623.

［36］ GARRITANO F G, QUATELA V C. Surgical Anatomy of the Upper Face and Forehead［J］. Facial Plast Surg, 2018, 34 (2): 109-113.

［37］ COTOFANA S, MIAN A, SYKES J M, et al. An Update on the Anatomy of the Forehead Compartments［J］. Plast ReconstrSurg, 2017, 139(4): 864-872.

［38］ SYKES J M, COTOFANA S, TREVIDIC P, et al. Upper Face: Clinical Anatomy and Regional Approaches with Injectable Fillers［J］. Plast ReconstrSurg, 2015, 136(5 Suppl): 204-218.

［39］ CHOI J P, KANG H G, NAM Y S. Detailed Anatomy of Osteoperiosteal Ligamentous Structures in the Forehead［J］. J CraniofacSurg, 2017, 29(2): 518-522.

［40］ SA H S, WOO K I, SUH Y L, et al. Periorbital lipogranuloma: a previously unknown complication of autologous fat injections for facial augmentation［J］. Br J Ophthalmol, 2011, 95(9): 1259-1263.

［41］ SEO J W, SA H S. Periorbital Lipogranuloma Following Facial Autologous Fat Injections: Non-surgical Treatment［J］. Aesth Plast Surg, 2015, 39(6): 946-952.

［42］ PARK J Y, KIM N. Periorbital Lipogranuloma after Facial Autologous Fat Injection and Its Treatment Outcomes［J］. Korean J Ophthalmol, 2016, 30(1): 10-16.

［43］ KLEINTJES W G. Forehead anatomy: Arterial variations and venous link of the midline forehead flap［J］. J PlasReconstrAesthSurg, 2007, 60(6): 593-606.

［44］ MOSS C J, MENDELSON B C, TAYLOR G I. Surgical anatomy of the ligamentous attachments in the temple and periorbital regions［J］. Plast ReconstrSurg, 2000, 105(4): 1475-1490.

［45］ MURRAY C A, ZLOTY D, WARSHAWSKI L. The evolution of soft tissue fillers in clinical practice［J］. Dermatol Clin, 2005, 23(2): 343-363.

［46］ MENDELSON B C, JACOBSON S R. Surgical anatomy of the midcheek: facial layers, spaces, and the midcheek segments［J］. Clin Plast Surg, 2008, 35(3): 395-404.

［47］ MITZV, PEYRONIE M. The superficial muscoloaponeurotic system (SMAS) in the parotid and cheek area［J］. Plast RecontrSurg, 1976, 58(1): 80-88.

［48］ VERONICA M, CESARE T, ANDREA P, et al. Histotopographic study of the fibroadipose connective cheek system［J］.

Cells Tissues Organs, 2010, 191(1): 47-56.

［49］MOST S P, MOBLEY S R, LARRABEE JR W F. Anatomy of the Eyelids［J］. Facial Plast Surg Clin N Am, 2005, 13(4): 487-492.

［50］ZIDE B M. Surgical Anatomy Around the Orbit The System of Zones［M］. Philadephia: Lippincott Williams & Wilkins, 2006: 43-65.

［51］CODNER M, MCCORD D. Eyelid and Periorbital Surgery［M］. 2nd ed. St. Louis: CRC Press, 2016: 3-52, 561-569.

［52］BOUREAUX E, CHAPUT B, BANNANI S, et al. Eyelid fat grafting: Indications, operative technique and complications; a systematic review［J］. J CraniomaxillofacSurg, 2016, 44(4): 374-380.

［53］LEMKE B N, STASIOR O G. The anatomy of eyebrow ptosis［J］. Arch Ophthalmol, 1982, 100(6): 981-986.

［54］COLLAR R M, BOAHENE K D, PATRICK J. Adjunctive Fat Grafting to the Upper Lid and Brow［J］. Clin Plastic Surg, 2013, 40(1): 191-199.

［55］SPECTOR J A, DRAPER L, ASTON S J. Lower lid deformity secondary to autogenous fat transfer: a cautionary tale［J］. Aesth Plast Surg, 2008, 32(3): 411-414.

［56］YANG C, ZHANG P P, XIN X. Tear Trough and Palpebromalar Groove in Young versus Elderly Adults: A Sectional Anatomy Study［J］. Plast ReconstrSurg, 2013, 132(4): 796-808.

［57］HADDOCK N T, SAADEH P B, BOUTROS S, et al. The tear trough and lid/cheek junction: anatomy and implications for surgical correction［J］. Plast ReconstrSurg, 2009, 123(4): 1332-1342.

［58］HWANG K, KIM H J, KIM H, et al. Origin of the Lower OrbicularisOculi Muscle in Relation to the Nasojugal Groove ［J］. J CraniofacSurg, 2015, 26(4): 1389-1393.

［59］TURKMANI M G. New Classification System for Tear Trough Deformity［J］. Dermatol Surg, 2017, 43(6): 836-840.

［60］WONG C H, HSIEH M K, MENDELSON B. The Tear Trough Ligament: Anatomical Basis for the Tear Trough Deformity［J］. Plast ReconstrSurg, 2012, 129(6): 1392-1402.

［61］HIRMAND H. Anatomy and nonsurgical correction of the tear trough deformity［J］. Plast ReconstrSurg, 2010, 125(2): 699-708.

［62］BARTON F E, HA R, AWADA M. Fat extrusion and septal reset in patients with the tear trough triad: a critical appraisal ［J］. Plast ReconstrSurg, 2004, 113(7): 2115-2121.

［63］COHEN M N, THALLER S R. The Unfavorable Result in Plastic Surgery［M］. New York: Thieme Medical Publishers, 2018: 332-341.

［64］FEINENDEGEN D L, BAUMGARTNER R W, VUADENS P, et al. Autologous fat injection for soft tissue augmentation in the face: A safe procedure?［J］. Aesthetic Plast Surg, 1998, 22(3): 163-167.

［65］EGIDO J A, ARROYO R, MARCOS A, et al. Middle cerebral artery embolism and unilateral visual loss after autologous fat injection into the glabellar area［J］. Stroke, 1993, 24(4): 615-616.

［66］PILSL U, ANDERHUBER F, RZANY B. Anatomy of the Cheek: Implications for Soft Tissue Augmentation［J］. Dermatol Surg, 2012, 38(7 Pt 2): 1254-1262.

［67］GHASSEMI A, PRESCHER A, RIEDIGER D. Anatomy of the SMAS revisited［J］. Aesthetic Plast Surg, 2003, 27(4): 258-264.

［68］EINAN-LIFSHITZ A, HOLDS J B, WULC A E, et al. Volumetric rejuvenation of the tear trough with repo and Ristow ［J］. Ophthalmic Plast ReconstrSurg, 2013, 29(6): 481-485.

［69］SANDOVAL S E, COX J A, KOSHY J C, et al. Facial Fat Compartments: A Guide to Filler Placement［J］. Seminars in Plast Surg, 2009, 23(4): 283-287.

［70］LEVESQUE A Y, DE LA TORRE J I. Midface Anatomy, Aging, and Aesthetic Analysis［J］. Facial Plast Surg Clin N Am, 2015, 23(2): 129-136.

［71］SUREK C K, VARGO J, LAMB J. Deep Pyriform Space: Anatomical Clarifications and Clinical Implications［J］. Plast ReconstrSurg, 2016, 138(1): 59-64.

［72］HUFSCHMIDTK, BRONSARDN, FOISSACR, et al. The infraorbital artery: Clinical relevance in esthetic medicine and identification of danger zones of the midface［J］. J PlastReconstrAesthSurg, 2019, 72(1): 131-136.

［73］WAN D, AMIRLAK B, GIESSLER P. The differing adipocyte morphologies of deep versus superficial midfacial fat compartments: a cadaveric study［J］. Plast ReconstrSurg, 2014, 133(5): 615e-622e.

［74］ ROHRICH R J, PESSA J E. The retaining system of the face：histologic evaluation of the septal boundaries of the subcutaneous fat compartments［J］. Plast ReconstrSurg, 2008, 121(5)：1804-1809.

［75］ STEIN R, HOLDS J B, WULC A E, et al. Phi, Fat, and the Mathematics of a BeautifulMidface［J］. Ophthal Plast ReconstrSurg, 2018, 34(5)：491-496.

［76］ SHUE S, KURLANDERD E, GUYURON B. Fat Injection：A Systematic Review of Injection Volumes by Facial Subunit［J］. Aesth Plast Surg, 2018, 42(5)：1261-1270.

［77］ HARTSTEIN M E, WULC A E, HOLCK D E. Midfacial Rejuvenation［M］. New York：Springer, 2012：15-28.

［78］ ROHRICH R J, GHAVAMI A, LEMMON J A, et al. The individualized component face lift：developing a systematic approach to facial rejuvenation［J］. Plast ReconstrSurg, 2009, 123(3)：1050-1063.

［79］ BUCKINGHAM E D, GLASGOLD R, KONTIS T, et al. Volume Management of the Middle Third-Lower Orbit/Midface［J］. Facial Plast Surg, 2015, 31(1)：55-69.

［80］ SUREK C C, BEUT J, STEPHENS R. Pertinent anatomy and analysis for midfacevolumizing procedures［J］. Plast ReconstrSurg, 2015, 136(5)：818e-829e.

［81］ GIERLOFF M, STÖHRING C, BUDER T. The subcutaneous fat compartments in relation to aesthetically important facial folds and rhytides［J］. J Plast ReconstrAesthetSurg, 2012, 65(10)：1292-1297.

［82］ WANG W J, XIE Y, HUANG R L, et al. Facial Contouring by Targeted Restoration of Facial Fat Compartment Volume：The Midface［J］. PlastReconstrSurg, 2017, 139(3)：563-572.

［83］ OZTURK C N, LARSON J D, OZTURK L C, et al. The SMAS and Fat Compartments of the Nose：An Anatomical Study［J］. Aesth Plast Surg, 2013, 37(1)：11-15.

［84］ BAPTISTA C, NGUYEN P S, DESOUCHES C, et al. Correction of sequelae of rhinoplasty by lipofilling［J］. J of Plast ReconstrAesthSurg, 2013, 66(6)：805-811.

［85］ INOUE K, SATO K, MATSUMOTO D. Arterial embolization and skin necrosis of the nasal ala following injection of dermal fillers［J］. Plast ReconstrSurg, 2008, 121(3)：127e-128e.

［86］ BURT B, NAKRA T, ISAACS D K. Alar necrosis after facial injection of hyaluronic acid［J］. Plast ReconstrSurg, 2010, 125(5)：199e-200e.

［87］ KANG M S, PARK E S, SHIN H S. Skin necrosis of the nasal ala after injection of dermal fillers［J］. Dermatol Surg, 2011, 37(3)：375-380.

［88］ KIM S G, KIM Y J, LEE S I. Salvage of nasal skin in a case of venous compromise after hyaluronic acid filler injection using prostaglandin E［J］. Dermatol Surg, 2011, 37(12)：1817-1819.

［89］ DREIZEN N G, FRAMM L. Sudden unbilateral visual loss after autologous fat injection into the glabellar area［J］. Am J Ophthalmol, 1989, 107(1)：85-87.

［90］ BENATEAU H, ROCHA C S, ROCHA FDE S. Treatment of the nasal abnormalities of Hallermann-Streiff syndrome by lipofilling［J］. Int J Oral MaxillofacSurg, 2015, 44(10)：1246-1249.

［91］ KAO W P, LIN Y N, LIN T Y, et al. Microautologous Fat Transplantation for Primary Augmentation Rhinoplasty：Long-Term Monitoring of 198 Asian Patients［J］. AesthSurg J, 2016, 36(6)：648-656.

［92］ MONREAL J. Fat Grafting to the Nose：Personal Experience with 36 Patients［J］. Aesth Plast Surg, 2011, 35(5)：916-922.

［93］ EROL O O. Microfat grafting in nasal surgery［J］. AesthetSurg J, 2014, 34(5)：671-686.

［94］ PESSA J E, GARZA P A, LOVE V M, et al. The anatomy of the labiomandibular fold［J］. Plast ReconstrSurg, 1998, 101(2)：482-486.

［95］ ROHRICH R J, PESSA J E. The anatomy and clinical implications of perioral submuscular fat［J］. Plast ReconstrSurg, 2009, 124(1)：266-271.

［96］ IBLHER N, STARK G B, PENNA V. The aging perioral region--do we really know what is happening?［J］. J Nutr Health Aging, 2012, 16(6)：581-585.

［97］ PENNA V, STARK G B, EISENHARDT S U. The aging lip：a comparative histological analysis of age-related changes in the upper lip complex［J］. Plast ReconstrSurg, 2009, 124(2)：624-628.

［98］ IBLHER N, KLOEPPER J, PENNA V. Changes in the aging upper lip--a photomorphometric and MRI- based study (on a quest to find the right rejuvenation approach)［J］. J Plast ReconstrAesthetSurg, 2008, 61(10)：1170-1176.

［99］PINAR Y A, BILGE O, GOVSA F. Anatomic Study of the Blood Supply of Perioral Region［J］. Clin Anatomy, 2005, 18(5): 330-339.

［100］NAKAJIMA H, IMANISHI N, AISO S. Facial Artery in the Upper Lip and Nose: Anatomy and a Clinical Application ［J］. Plast ReconstrSurg, 2002, 109(3): 855-861.

［101］MANNINO G N, LIPNER S R. Current Concepts in Lip Augmentation［J］.Cutis, 2016, 98(5): 325-329.

［102］TANSATIT T, APINUNTRUM P, PHETUDON T. Cadaveric Assessment of Lip Injections: Locating the Serious Threats［J］. Aesth Plast Surg, 2017, 41(2): 430-440.

［103］PEZESHK R A, STARK R Y, SMALL K H, et al. Role of Autologous Fat Transfer to the Superficial Fat Compartments for Perioral Rejuvenation［J］. PlastReconstrSurg, 2015, 136(3): 301e-309e.

［104］METZINGER S, PARRISH J, GUERRA A. Autologous fat grafting to the lower one-third of the face［J］. Facial Plast Surg, 2012, 28(1): 21-33.

［105］ENDARA M R, ALLRED L J, HAN K D. Applications of fat grafting in facial aesthetic skeletal surgery［J］. Aesthet-Surg J, 2014, 34(3): 363-373.

［106］GATTI J E. Permanent lip augmentation with serial fat grafting［J］. Ann Plast Surg, 1999, 42(4): 376-380.

［107］SEGALL L, ELLIS D A. Therapeutic options for lip augmentation［J］. Facial Plast Surg Clin North Am, 2007, 15(4): 485-490.

［108］JACONO A A. A new classification of lip zones to customize injectable filler augmentation［J］. Arch Facial Plast Surg, 2008, 10(1): 25-29.

［109］CAKMAK O, EMRE IE, ÖZÜCER B. Surgical Approach to the Thick Nasolabial Folds, Jowls and Heavy Neck—How to Approach and Suspend the Facial Ligaments［J］. Facial Plast Surg, 2018, 34(1): 59-65.

［110］GLASGOLD M, LAM S M, GLASGOLD R. Autologous Fat Grafting for Cosmetic Enhancement of the Perioral Region［J］. Facial Plast Surg Clin N Am, 2007, 15(4): 460-470.

［111］LEE H J, WON S Y. The Facial Artery: A Comprehensive Anatomical Review［J］. Clin Ana, 2018, 31(1): 99-108.

［112］KIM H S, LEE K L, GIL Y C, et al. Topographic anatomy of the infraorbital artery and its clinical implications for nasolabial fold augmentation［J］. PlastReconstrSurg, 2018, 142(3): 273-280.

［113］PILSL U, ANDERHUBER F. The Chin and Adjacent Fat Compartments［J］. Dermatol Surg, 2010, 36(2): 214-218.

［114］BASILE F V, BASILE A R. Prospective Controlled Study of Chin Augmentation by Means of Fat Grafting. ［J］.Plast ReconstrSurg, 2017, 140(6): 1133-1141.

［115］BARTON F E, GYIMESI I M. Anatomy of the nasolabial fold［J］. Plast ReconstrSurg, 1997, 100(5): 1276-1280.

［116］SUWANCHINDA A, RUDOLPH C, HLADIK C, et al. The layered anatomy of the jawline［J］. J Cosmet Dermatol, 2018, 17(4): 625-631.

［117］MENDELSON B C, WONG C H. Surgical anatomy of the middle premasseter space and its application in sub-SMAS face lift surgery［J］. Plast ReconstrSurg, 2013, 132(1): 57-64.

［118］YANG H M, LEE J G, HU K S, et al. New anatomical insights on the course and branching patterns of the facial artery: clinical implications of injectable treatments to the nasolabial fold and nasojugal groove［J］. Plast ReconstrSurg, 2014, 133(5): 1077-1082.

［119］LAMB J P, SUREK C C. Facial Volumization An Anatomic Approach［M］. New York: Thieme Medical Publishers, 2018: 35-58.

［120］STALLWORTH C L, WANG T D. Fat grafting of the midface［J］. Facial Plast Surg, 2010, 26(5): 369-375.

［121］REECE E M, PESSA J E, ROHRICH R J. The mandibularseptum: anatomical observations of the jowls in aging—implications for facial rejuvenation［J］. Plast ReconstrSurg, 2008, 121(4): 1414-1420.

［122］GODDIO A S. Skin retraction following suction lipectomy by treatment site: a study of 500 procedures in 458 selected subjects［J］. Plast ReconstrSurg, 1991, 87(1): 66-75.

［123］KOHAN E J, WIRTH G A. Anatomy of the Neck［J］. Clin Plast Surg, 2014, 41(1): 1-6.

［124］KIM H J, HU K S, KANG M K, et al. Decussation patterns of the platysma in Koreans［J］. Br J Plast Surg, 2001, 54(5): 400-402.

［125］HWANG K, KIM J Y, LIM J H. Anatomy of the Platysma Muscle［J］. J CraniofacSurg, 2017, 28(2): 539-542.

［126］ASTON S J. Platysma-SMAS cervicofacial rhytidoplasty［J］. Clin Plast Surg, 1983, 10(3): 507-520.

［127］ASTON S J. Platysma muscle in rhytidoplasty［J］. Ann Plast Surg, 1979, 3(6): 529-539.

［128］ABOUDIB J H. Cardoso de Castro C. Anatomical variations analysis of the external jugular vein. great auricular nerve. and posterosuperior border of the platysma muscle［J］. Aesthetic Plast Surg, 1997, 21(2): 75-78.

［129］SINNO S, THORNE C H. Cervical Branch of Facial Nerve: An Explanation for Recurrent Platysma Bands Following Necklift and Platysmaplasty［J］. AesthSurg J, 2019, 39(1): 1-7.

［130］CHOWDHRY S, YODER E M, COOPERMAN R D, et al. Locating the cervical motor branch of the facial nerve: anatomy and clinical application［J］. Plast ReconstrSurg, 2010, 126(3): 875-879.

第三章 胸腹部

第一节 胸 部

一、胸壁

胸壁区域皮肤较厚,皮下脂肪组织以浅层脂肪组织为主,仅见散在片状的深层脂肪组织(图 3-1)。浅层脂肪肥大可导致多个沿肋骨走向的带状突起,最上方的脂肪带延伸至腋部。

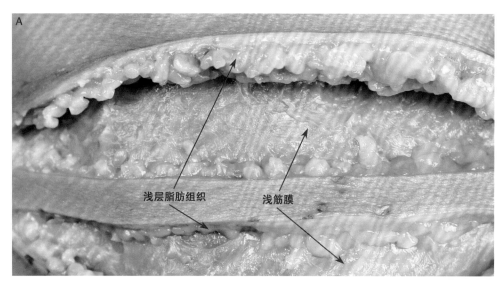

A. 浅筋膜未切开,可见浅层脂肪组织小叶较大,浅筋膜发育良好

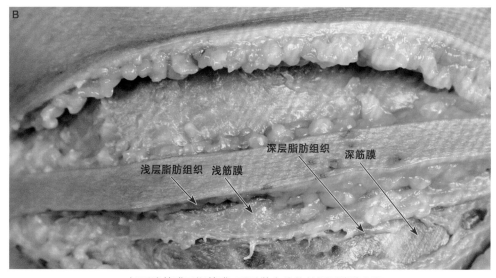

B. 切开浅筋膜至深筋膜,可见散在片状的深层脂肪组织

图 3-1 胸壁皮下脂肪

乳房内侧胸骨旁区域几乎没有脂肪和腺体组织。胸骨骨膜和真皮之间有许多短而密集的牢固横向连接,锚定了该区域融合的浅筋膜和深筋膜系统,形成了一个非常坚固的黏合区域。乳房上区(第二肋之上)的浅筋膜系统紧密连接胸大肌筋膜与真皮,移动性较小。

胸壁体表分区为侧胸壁、下胸壁及乳房。侧胸壁的浅层脂肪组织增厚可影响腋窝及乳房的形态。该区域浅筋膜系统发达,皮肤及软组织移动性较小。侧胸壁上部为腋尾区,女性腋尾区膨起多为副乳,月经期疼痛和肿胀有助于副乳的诊断。副乳由乳腺组织及脂肪组织组成,脂肪组织为主者,可实施单纯脂肪抽吸;乳腺组织为主者,可在抽吸后行腺体摘除术。腋区的皮下脂肪组织及浅筋膜系统较为疏松,不但可以保护腋区的血管、神经等重要结构,而且其自身良好的弹性及伸展性可使上肢充分自由地活动。此区的脂肪组织及浅筋膜系统应保守抽吸或去除,以免产生瘢痕组织粘连,限制上肢运动及运动性疼痛。淋巴管周围新形成的粘连可引起淋巴水肿。乳房外侧胸壁脂肪组织增多可形成带状凸起,影响乳房的形态。该区深层有乳腺组织,胸廓外侧血管在胸大肌外侧缘前锯肌浅层;胸长神经沿胸壁纵行分布,其后方有胸背血管和神经,抽吸脂肪时应注意保护。

乳房下皱襞下方的下胸壁皮肤较厚,皮下脂肪组织以浅层脂肪组织为主,浅筋膜系统最为致密,浅层皮肤支持韧带致密而密集,与浅筋膜结合紧密;深层脂肪组织薄而分散,深层皮肤支持韧带较腹部发达,与深筋膜结合紧密,皮肤-皮下组织复合体回缩性较好(图3-2)。该区域深筋膜为肌膜筋膜,非常薄且贴附于肌肉,而浅筋膜又厚又强,浅筋膜常常与深筋膜混淆,肌肉收缩时,皮肤-皮下组织复合体移动性较小(图3-3、图3-4)。皮肤-皮下组织复合体参与乳房下皱襞的构成,邻近乳房下皱襞的皮下脂肪有支撑作用,对维持乳房下皱襞的形态有重要作用,因而乳房下皱襞下方2～3cm的皮下脂肪组织应适量保留。

二、乳房

根据传统的解剖描述,乳腺位于第二肋与第六肋之间的胸大肌浅层,与胸大肌、腹直肌上内端、前锯肌及部分腹外斜肌浅面的深筋膜相连。乳房皮下可见明确的浅层脂肪组织,该区域浅筋膜分为两层,包裹乳腺组织。乳腺腺体由20～25个小叶组成,镶嵌于纤维网状基质内。乳房大部分由脂肪组成。浅层脂肪和小叶间脂肪的含量决定乳房的质地、轮廓。据Lejour对乳房缩小术所切除的组织分析,脂肪组织变化较大,占整个切除组织的2%～78%(平均为48%),随着年龄的增长,脂肪组织增多、乳腺组织减少,绝经期后脂肪明显增多;乳房内象限脂肪组织较多,乳房内的脂肪与BMI成正比,BMI>24kg/m^{2}者适合脂肪抽吸。

目前,关于乳房浅筋膜系统或筋膜悬吊系统的解剖尚不清晰。浅筋膜浅层的发育程度因人、因象限而异,上外象限的浅筋膜浅层发育较为良好。浅筋膜浅层向浅面发出致密的Astley Cooper韧带,即乳房悬韧带,包裹浅层脂肪组织,止于真皮。浅层脂肪组织也是脂肪移植的主要区域,但由于Astley Cooper韧带较为致密,浅层脂肪组织的增容空间有限,该区域应适量注射脂肪,且应注射于浅层脂肪

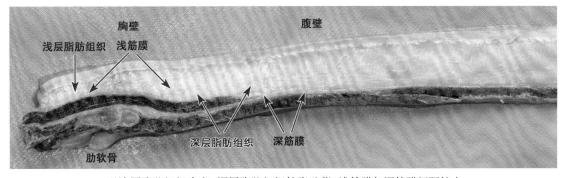

以浅层脂肪组织为主,深层脂肪组织较腹壁薄,浅筋膜与深筋膜间距较小

图3-2　胸壁皮肤-皮下组织复合体

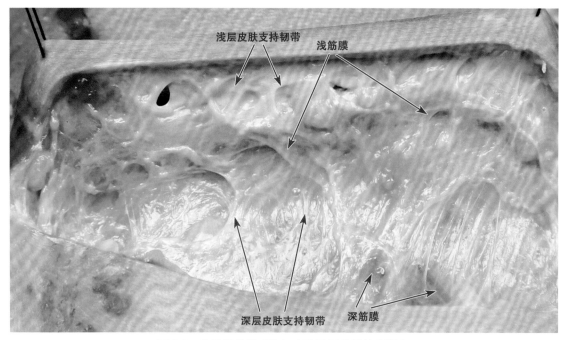

图 3-3 胸壁浅筋膜系统与皮肤及深筋膜结合紧密

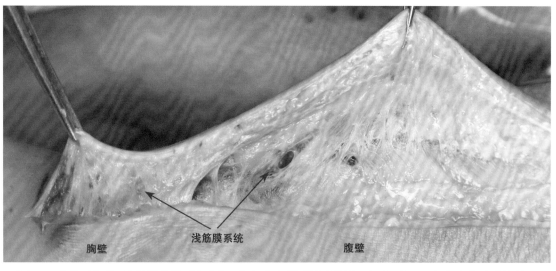

图 3-4 与腹壁相比,胸壁浅筋膜系统致密、发达,与深筋膜结合紧密,皮肤 - 皮下组织复合体移动性较小

组织的深部,以免形成表面凹凸不平及痛性结节(图 3-5、图 3-6)。浅筋膜深层与深筋膜或骨膜相连,胸筋膜上半部可见许多细小的纤维束附着在乳腺浅筋膜的深层。在第五肋肋间隙的水平面上,有一致密的水平隔膜连接胸筋膜和乳头,这个隔膜向内、向后延伸,合并到乳房的内侧和外侧韧带,其后较为疏松,形成一个滑动平面,称为乳房后间隙。该间隙可见深层脂肪组织,是脂肪移植的主要区域;深层脂肪组织深面为深筋膜,是胸大肌等胸壁肌肉的肌膜筋膜,胸大肌后间隙也是脂肪注射的常见区域(图 3-7)。浅筋膜系统的质量与年龄、肥胖等因素有关,对乳房形态起决定作用。

乳房下象限无完整连续的浅筋膜浅层,此处的韧带结构多自深筋膜斜向下延伸,直接止于真皮。在第五肋平面上,乳房下皱襞处可见致密的结缔组织连接下皱襞的皮肤和胸肌筋膜。乳房下皱襞韧带起自第五肋骨骨膜及腹直肌、大胸肌筋膜,呈扇形斜向下延伸,止于乳房下象限皮肤,上至乳晕下缘,下至乳房下皱襞,其横断面呈三角形,顶点为第五肋,底边为乳房下象限皮肤。该韧带是乳房下象限弧形形状的解剖基础(图 3-8)。近乳房下皱襞处可见起自深筋膜的垂直走行止于真皮的韧带,此为乳房下皱襞形成的解剖基础(图 3-9)。

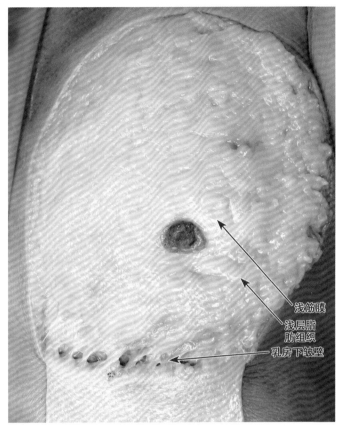

浅筋膜

浅层脂
肪组织

乳房下皱壁

完整去除乳晕区域之外的乳房皮肤，可见结构均匀一致的浅层脂肪组织

图 3-5　乳房浅层脂肪组织

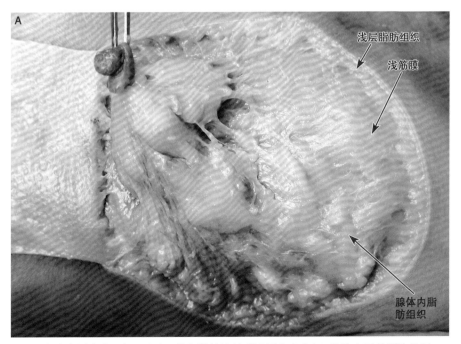

浅层脂肪组织

浅筋膜

腺体内脂
肪组织

A. 去除浅层脂肪组织，可见上外象限的浅筋膜浅层发育良好，腺体内可见脂肪组织

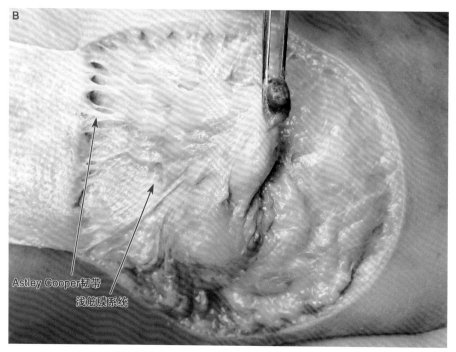

B. 去除浅层脂肪组织,下象限未见完整连续的浅筋膜浅层

图 3-6 乳房浅筋膜系统

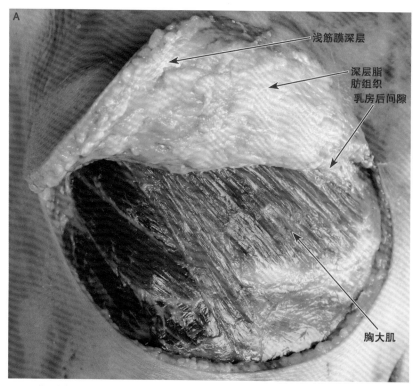

A. 深层脂肪组织:在胸大肌浅面掀起深层脂肪组织,深层脂肪组织与深筋膜结合较松散,形成一个滑动平面

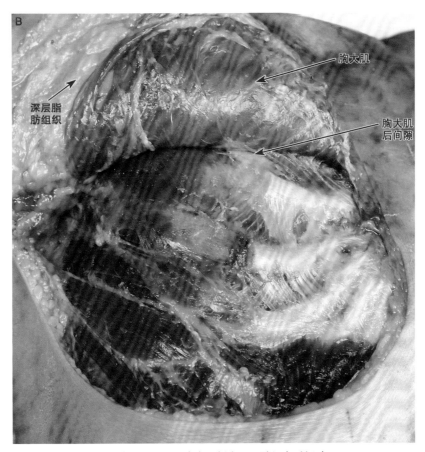

B. 胸大肌深面：胸大肌掀起，显露肌肉后间隙

图 3-7　乳房深层解剖

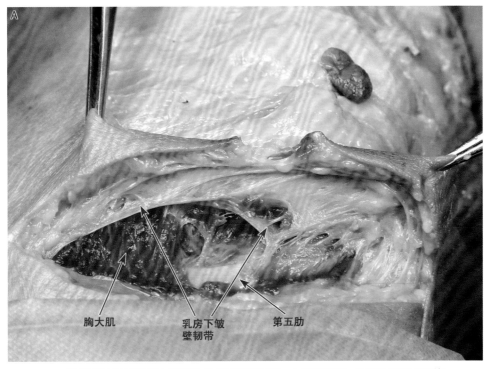

A. 乳房下皱壁韧带起自第五肋骨骨膜及腹直肌、大胸肌筋膜，呈扇形斜向下延伸

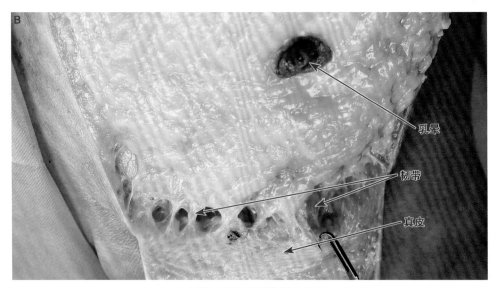

B. 韧带止于乳房下象限的皮肤

图 3-8 乳房下皱壁韧带

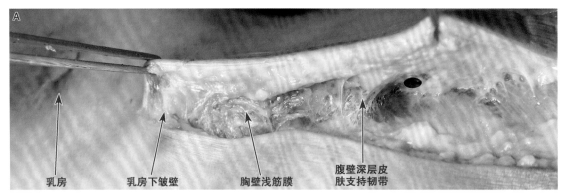

A. 矢状切面：近下皱壁区域可见致密垂直于皮肤的浅筋膜系统，腹壁深层皮肤支持韧带较薄弱

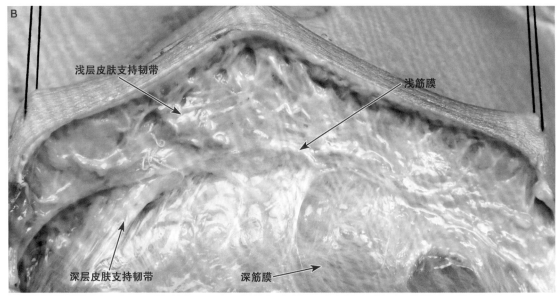

B. 水平切面：浅层皮肤支持韧带致密，垂直于皮肤，深层皮肤支持韧带与深筋膜结合紧密

图 3-9 乳房下皱壁下方浅筋膜系统

第二节 腹 部

一、腹壁

腹壁由浅至深分为皮肤、浅层脂肪组织、Scarpa 筋膜、深层脂肪、深筋膜及腹壁肌肉群。腹壁表皮厚度没有变化，真皮由内至外逐渐增厚(图 3-10)。de Souza Pinto 的尸体解剖研究显示，人体腹壁表皮的厚度为 0.06~0.15nm，真皮乳头层的厚度为 0.09nm；纤维组织多为同相型、致密型及平行型(纤维组织排列与乳头层平行)；网状层的厚度为 2.18nm，纤维组织多为平行型。

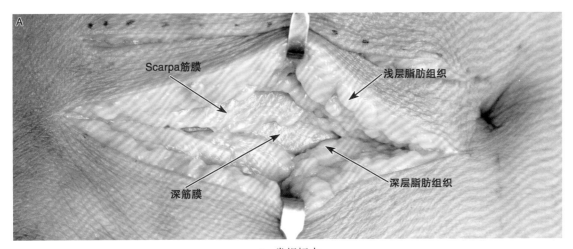

A. 常规标本

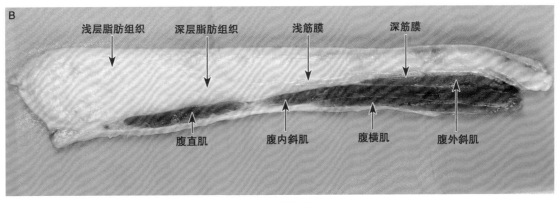

B. 冷冻标本

图 3-10 腹壁(经脐水平切面)

腹壁浅层脂肪组织具有典型而均一的结构形态，在整个区域的厚度保持相对恒定。脂肪小叶呈椭圆形，其纵轴垂直于皮肤，没有明显分层(图 3-11)。纤维隔形成浅层皮肤支持韧带，通常垂直于皮肤排列，与皮肤及 Scarpa 筋膜结合紧密(图 3-12)，将浅层脂肪组织分隔为"蜂房样"结构，该结构致密，具有较高的结构稳定性、机械回弹性和弹性。有文献报道，在皮瓣处放置 1kg 的重量，然后将其移除，浅层脂肪组织的脂肪小叶即可恢复到原来的位置和形状。浅层脂肪组织肥大可掩盖肋弓的形态，使剑突下三角形凹陷消失。浅层脂肪组织的抽吸应采用 2mm 的抽吸管，以减少对浅层皮肤支持韧带的损伤。

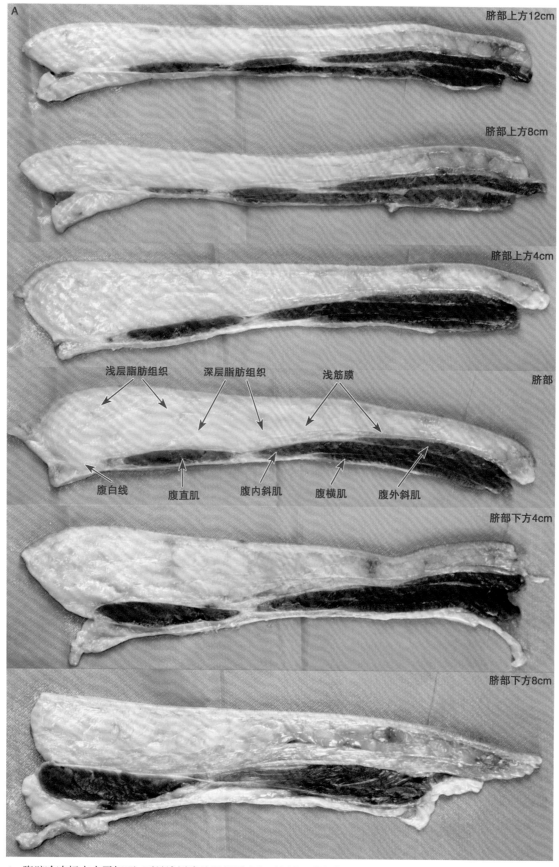

A. 腹壁冷冻标本水平切面：可见浅层脂肪组织厚度相对恒定，形态典型而均一，脂肪小叶呈椭圆形，深层脂肪组织以脐部最厚，向上腹及外侧逐渐变薄

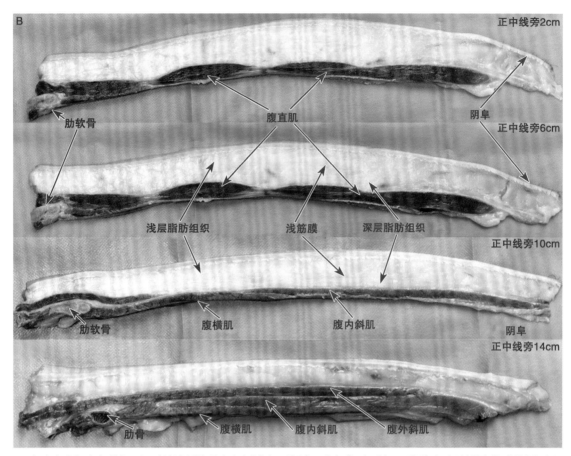

B. 腹壁冷冻标本矢状切面：可见浅层脂肪组织厚度相对恒定，形态典型而均一，脂肪小叶呈椭圆形，深层脂肪组织以脐部最厚，向上腹及外侧逐渐变薄

图 3-11　腹壁脂肪

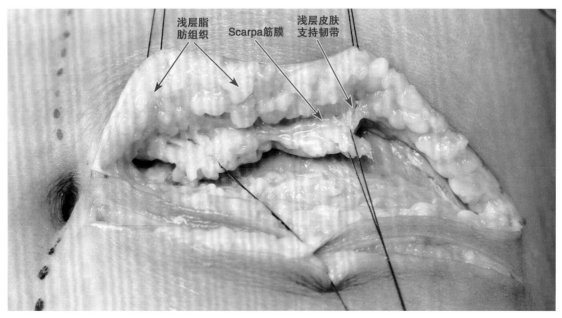

图 3-12　腹壁浅层脂肪组织通过浅层皮肤支持韧带与皮肤及浅筋膜紧密结合

　　深层脂肪组织主要位于中下腹壁,以脐部最厚,上腹逐渐变薄,浅、深筋膜融为一体,由内至外亦逐渐变薄,向下与阴阜部深层脂肪组织延续(见图 3-11,图 3-13)。深层脂肪组织与浅层脂肪组织形态迥异,其脂肪小叶扁平,包裹于膜状结缔组织内,不同区域的厚度变化显著。在肥胖的情况下,深层脂肪组织更容易增加厚度,对皮下组织的整体厚度有显著影响。肥胖者与消瘦者脂肪分布的差异主要表现在腹壁,而胸壁和后躯干脂肪分布差异不明显。女性腹壁脂肪堆积的常见部位是脐旁和腰旁部位。CT、MRI 显示腹壁皮下浅层脂肪组织包含在紧密排列的筋膜隔内,筋膜隔连接真皮和浅筋膜。深层脂肪组织的筋膜隔结构更疏松,连接浅筋膜与深筋膜,但连接较为松散,移动性较大(图 3-14)。

　　腹壁、皮下组织和腹部皮肤的血运来自腹壁上动脉、腹壁下动脉、肋间及肋下动脉、旋髂浅动脉。腹壁浅静脉、旋髂浅静脉及腹壁下动脉在正中线两旁的穿支位于皮下组织内,抽吸时应予以保护(图 3-15)。

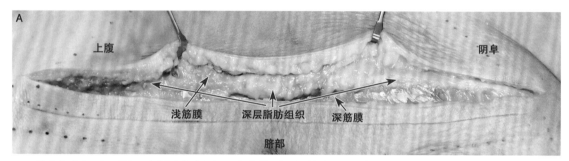

A. 脐旁矢状切面:可见上腹深层脂肪组织逐渐变薄,浅、深筋膜融为一体,向下与阴阜区的深层脂肪组织延续

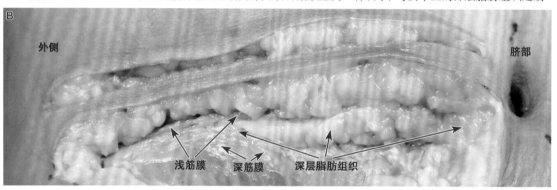

B. 经脐水平切面:可见向内与对侧深层脂肪延续,向外逐渐变薄

图 3-13　腹壁深层脂肪组织

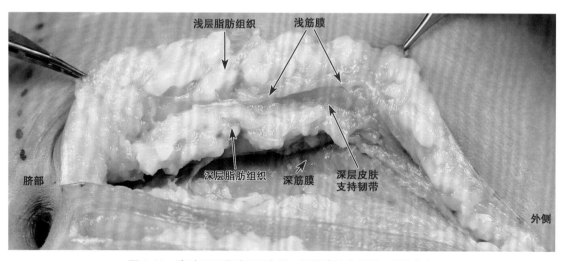

图 3-14　腹壁深层脂肪组织与浅、深筋膜结合松散,容易分离

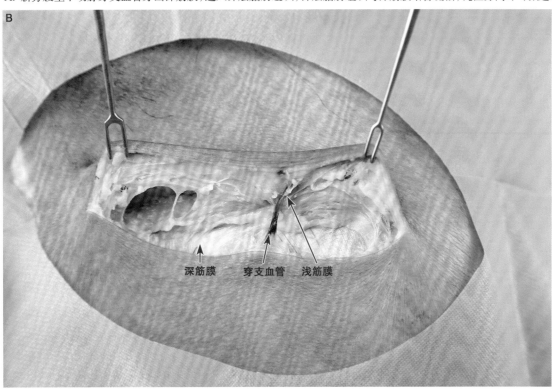

A. 脐旁腹壁下动脉穿支血管穿出深筋膜，进入深层脂肪组织，深层脂肪组织与深筋膜结合疏松，钝性分离即可掀起

B. 去除脂肪后可见穿支血管与浅筋膜及浅层皮肤支持韧带结合较为紧密

图 3-15　腹壁穿支血管

　　腹壁软组织淋巴管是淋巴管的网状结构，浅层淋巴管位于肌肉浅面的软组织内，主要引流到腋窝和腹股沟浅淋巴结。以脐部为界，脐上浅淋巴管汇聚并排入腋窝淋巴结，少部分流向胸骨旁淋巴结；脐下淋巴管汇聚并引流至腹股沟淋巴结。抽吸下腹壁区域深层脂肪组织时，不宜过于靠近深筋膜广泛抽吸，以免过度损伤浅层淋巴管。

二、浅筋膜系统

　　浅筋膜作为躯干的连续弹性层存在于躯干中，腹壁可见身体最清晰致密的浅筋膜，可分离出一个完整的片状膜性结构，称为 Scarpa 筋膜，呈白色。上腹壁浅筋膜较厚，为半透明胶原层，通过它可以看到脂肪组织（图 3-16）。尸体下腹壁分离的浅筋膜的平均抗阻力强度横向为 2.8kg，纵向为 5.5kg。抗阻力强度的差异性决定其空间增长的方向性，因而，皮下脂肪增加时更易向前膨隆。

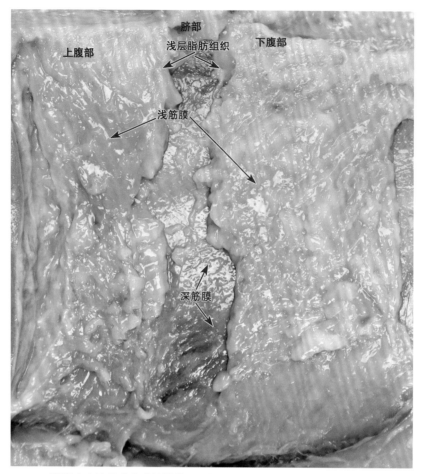

脐部

上腹部　　浅层脂肪组织　　下腹部

浅筋膜

深筋膜

Scarpa筋膜为完整的片状膜性结构,上腹壁浅筋膜更为致密,下腹壁浅筋膜略薄

图3-16　腹壁浅筋膜系统

　　Scarpa筋膜向上延伸至下胸壁,到达乳房下皱襞后其结构不再清晰看见。向下延伸至髂嵴、骶骨、耻骨和腹股沟韧带,与会阴浅筋膜连续(Colles筋膜)。跨越腹股沟韧带后,延伸为大腿浅筋膜。内侧与白线融合,外侧与外斜肌筋膜融合,后侧与腰筋膜融合。

　　Scarpa筋膜与皮肤之间的浅层皮肤支持韧带较为致密,垂直于皮肤,整个腹壁的浅层解剖结构均一。Scarpa筋膜与深筋膜的纤维连接,即深层皮肤支持韧带在腹壁不同区域则有显著的差异性。上腹壁Scarpa筋膜与深筋膜结合紧密,移动性较小。下腹壁Scarpa筋膜与深筋膜的纤维连接较为薄弱,呈斜行走向,因而下腹壁的移动性较大(图3-17、图3-18)。深层脂肪组织中的纤维连接限定脂肪组织的相对位置,防止其旋转。深层脂肪组织中可见血管走行。

　　由于腹壁深层皮肤支持韧带具有明显的区域差异,因而导致不同区域的皮肤-皮下组织复合体各具特点(图3-19)。

　　脐部上方2~4cm的上腹壁,深层脂肪组织逐渐减少,深层皮肤支持韧带逐渐缩短增强,较同一水平切面侧胸壁及其下方腹壁的深层皮肤支持韧带致密发达,与深筋膜的结合更为紧密,其回缩性好,肌肉收缩时,皮肤-皮下组织复合体的几乎无移动性(图3-20、图3-21)。上腹壁浅筋膜系统正中线矢状切面可见深层皮肤支持韧带由下至上逐渐缩短增强,与浅、深筋膜紧密结合。上腹壁浅筋膜系统特点无明显性别差异(图3-22)。依据上腹壁皮肤-皮下组织复合体的特点,主要抽吸浅层脂肪组织深层,采用小直径抽吸针管,以减少对浅筋膜系统的损伤;因其回缩性好,不需要进行浅层抽吸。

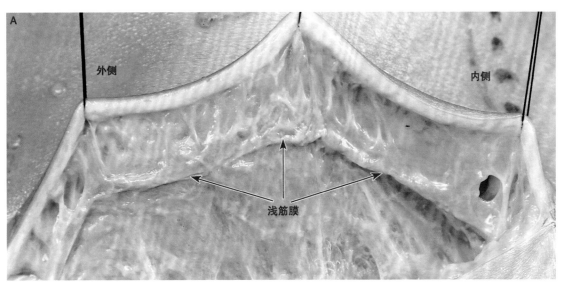

A. 右侧上腹壁：去除脂肪组织后显露浅筋膜

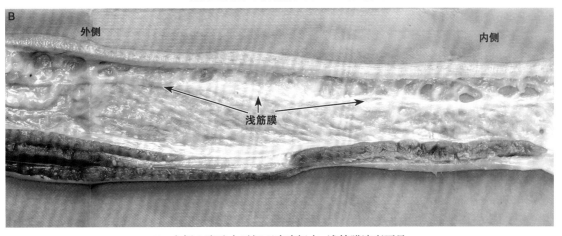

B. 右侧上腹壁水平切面冷冻标本：浅筋膜清晰可见

图 3-17 腹壁浅筋膜系统水平切面

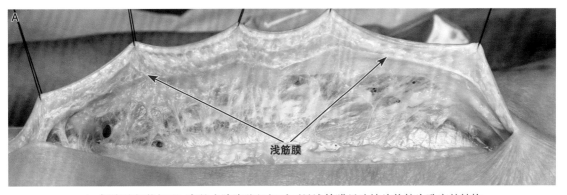

A. 侧腹壁矢状切面：完整去除脂肪组织后可见浅筋膜呈连续片状较为致密的结构

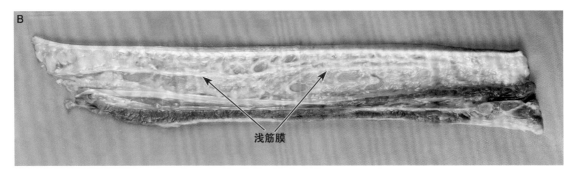

B. 侧腹壁矢状切面冷冻标本：完整去除脂肪组织后可见浅筋膜更为清晰

图 3-18 浅筋膜系统矢状切面

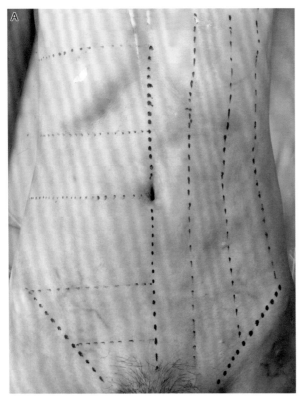

A. 标记线：右侧为上腹、脐部、下腹的腹壁水平切面，左侧
为正中线、正中线旁 3cm、6cm、9cm 矢状切面，以及平行于
腹股沟韧带的切面位置

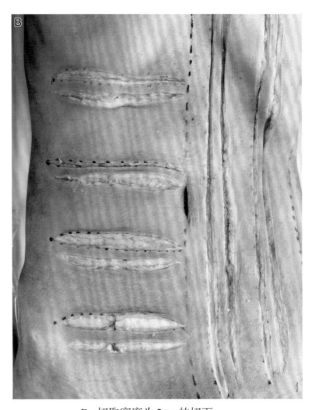

B. 切取宽度为 2cm 的切面

图 3-19 腹壁不同区域的切面

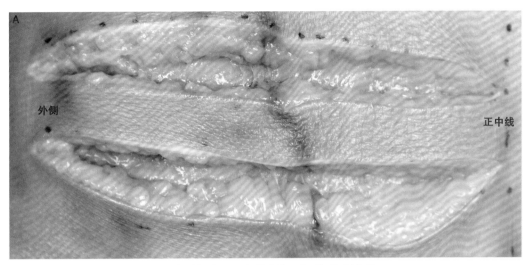

A. 水平切取 2cm 宽的皮肤 - 皮下组织复合体

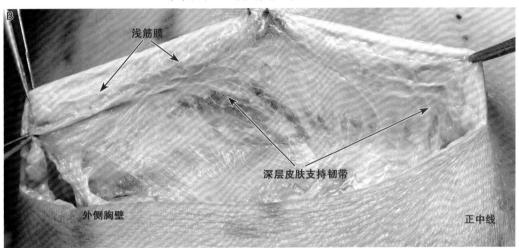

B. 上腹壁浅筋膜系统底位观：可见腹壁深层皮肤支持韧带短而坚韧，移动性较胸壁小，胸壁深层皮肤支持韧带呈半透明状

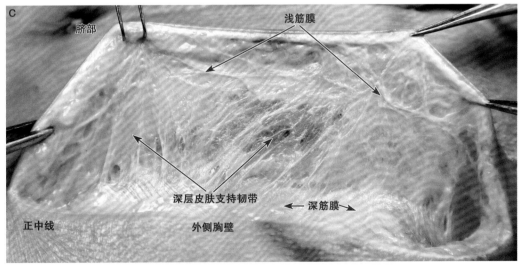

C. 上腹壁浅筋膜系统头位观，腹部深层皮肤支持韧带呈白色，胸壁深层皮肤支持韧带较薄弱，呈半透明状

图 3-20　上腹壁水平切面

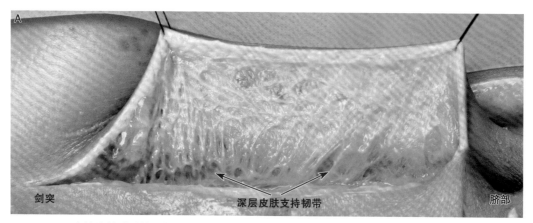

A. 正中线浅筋膜系统：由下至上，深层皮肤支持韧带逐渐缩短增强，与浅、深筋膜紧密结合

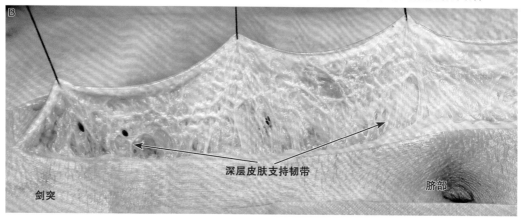

B. 正中线旁 3cm 浅筋膜系统：由下至上，深层皮肤支持韧带逐渐缩短增强，与浅、深筋膜紧密结合

图 3-21 上腹壁矢状切面

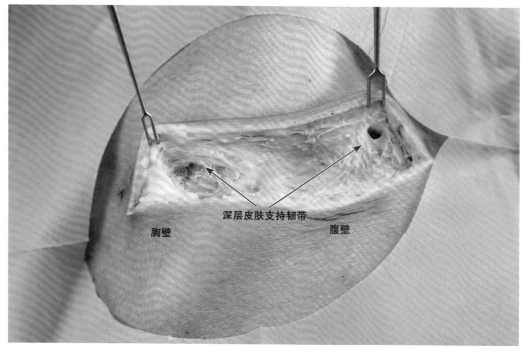

上腹壁深层皮肤支持韧带较胸壁致密发达，与女性无明显差异

图 3-22 男性上腹壁浅筋膜系统水平切面

　　脐部为中腹部的特殊结构,皮肤内凹,皮下脂肪组织少,浅、深筋膜融为一体,皮肤与深筋膜之间可见致密纤维连接,腹白线处最为致密,将脐部固定于深筋膜(图 3-23)。脐部周围深层脂肪组织最厚,逐渐向四周变薄。平脐水平切面可见脐旁深层皮肤支持韧带较为坚韧致密,有穿支血管穿行,向外逐

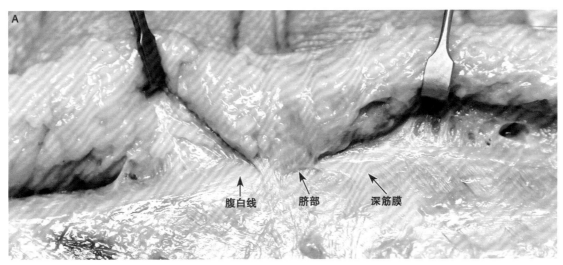

A. 脐旁可见致密的纤维连接脐部及深筋膜

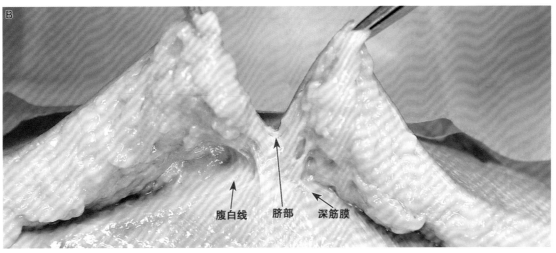

B. 切开脐旁皮肤 - 皮下组织复合体显露脐部,可见白色坚韧的纤维组织将脐部固定于深筋膜

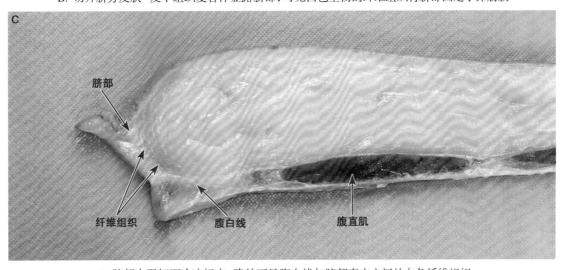

C. 脐部水平切面冷冻标本,隐约可见腹白线与脐部真皮之间的白色纤维组织

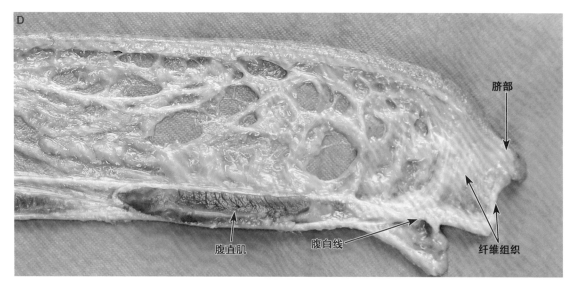

D. 脐部水平切面冷冻标本，彻底去除脂肪组织，可见腹白线与脐部真皮之间的白色纤维组织

图 3-23　脐部

渐延长变薄弱，呈透明状，与深筋膜的结合逐渐疏松。矢状切面可见上中腹的脐旁浅筋膜系统结构均一，较为致密，与深筋膜结合较为紧密，制动性较好；上下腹的侧腹壁浅筋膜系统差异性较大，上腹壁深层皮肤支持韧带较为致密发达，与深筋膜的结合更为紧密，其回缩性好；中下腹壁的深层皮肤支持韧带薄弱，呈透明状，与深筋膜的结合疏松，肌肉收缩时皮肤 - 皮下组织复合体的移动性大（图 3-24、图 3-25）。中腹壁浅筋膜系统无明显性别差异（图 3-26）。

　　脐部的固定，加之上、下腹壁浅筋膜系统，尤其是深层皮肤支持韧带的差异性，是形成腹中部切迹（腰围切迹）或皱襞的解剖基础。在肥胖者，下腹壁深层脂肪组织增多，由于 Scarpa 筋膜横向抗阻力强度较纵向弱，下腹部向前膨起，形成腹部膨隆（pot belly）；而上腹壁仅有浅层脂肪组织的增多，且致密的结缔组织连接限制其向前膨起。脐部的固定则形成水平剪切力，在重力作用下，上下腹之间形成切迹或皱襞。因而，腹壁脂肪抽吸应主要抽吸下腹壁深层脂肪组织，并均匀抽吸整个腹壁的浅层脂肪组织，才能获得较好的效果。中腹壁应重点抽吸脐旁的深层脂肪组织。

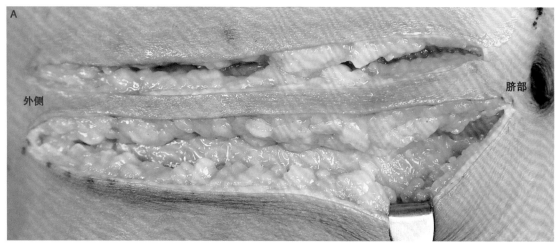

A. 水平切取 2cm 宽的皮肤 - 皮下组织复合体

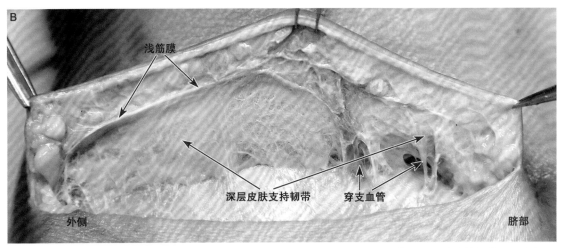

B. 浅筋膜系统底位观：深层皮肤支持韧带较薄弱，呈透明状，移动性较大，脐旁深层皮肤支持韧带短而坚韧

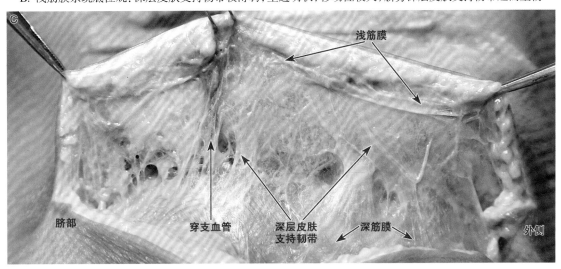

C. 浅筋膜系统头位观：深层皮肤支持韧带较薄弱，呈半透明状，与深筋膜结合疏松，可见穿支血管进入

图 3-24 平脐腹壁水平切面

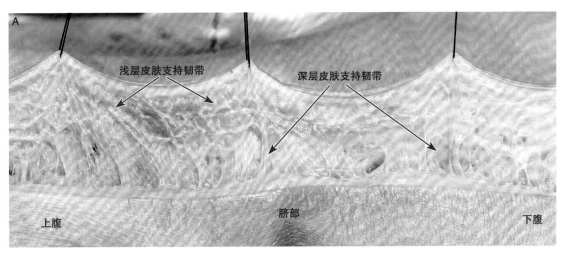

A. 正中线旁浅筋膜系统较为致密，结构均一

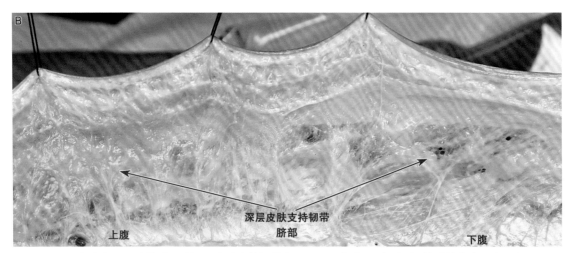

B. 正中线旁6cm浅筋膜系统深层皮肤支持韧带由上至下逐渐薄弱,与浅、深筋膜结合亦逐渐疏松

图3-25 腹壁矢状切面

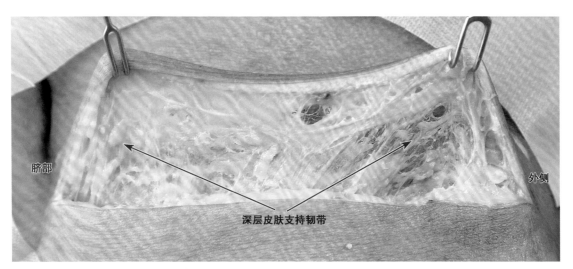

深层皮肤支持韧带由内至外逐渐变薄,与女性无明显差异

图3-26 男性平脐腹壁浅筋膜系统(水平切面)

　　下腹壁深层脂肪组织较厚,深层皮肤支持韧带长且较薄弱,并且由上至下、由内至外逐渐变薄,呈透明状,分离脂肪时容易被损伤,与深筋膜的结合也逐渐疏松,有穿支血管穿行。矢状切面可见下腹的正中浅筋膜系统结构均一,较为致密,与深筋膜结合较为紧密,制动性较好;下腹的脐旁浅筋膜系统虽然弱于上中腹,但与外侧相比较为致密(图3-27、图3-28)。腹股沟区及阴阜区浅筋膜系统较为发达,与深筋膜结合紧密,形成下腹黏着带(图3-29)。下腹壁浅筋膜系统特点无明显性别差异(图3-30)。

　　下腹黏着带的固定加之下腹壁深层皮肤支持韧带的特性,是下腹部松垂的解剖基础。肥胖者下腹壁深层脂肪组织增多,向前膨起,形成腹部膨隆;重度肥胖及女性妊娠会导致下腹壁深层皮肤支持韧带损伤,加重下腹部膨隆及松弛。而下腹黏着带仅有浅层脂肪组织的增多,且致密的结缔组织连接限制其向前膨起。在重力作用下,形成下腹部松垂。因而,下腹壁脂肪抽吸应重点抽吸深层脂肪组织,但为了减少腹壁皮下脂肪组织的厚度差异,还应均匀抽吸整个腹壁的浅层脂肪组织,促使皮肤回缩,中、重度松垂者,需采用浅层抽吸技术进行中下腹的塑形,才能获得较好的效果。

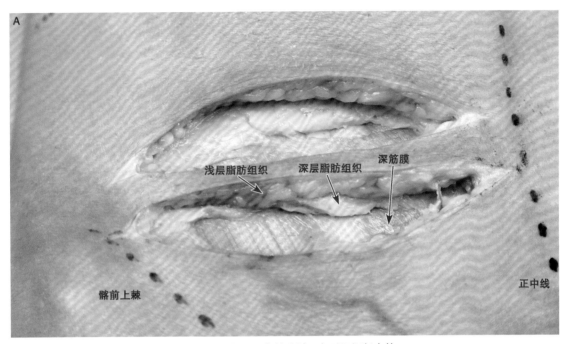

浅层脂肪组织　深层脂肪组织　深筋膜

髂前上棘　　　　　　　　　　　　　　　　正中线

A. 水平切取 2cm 宽的皮肤 - 皮下组织复合体

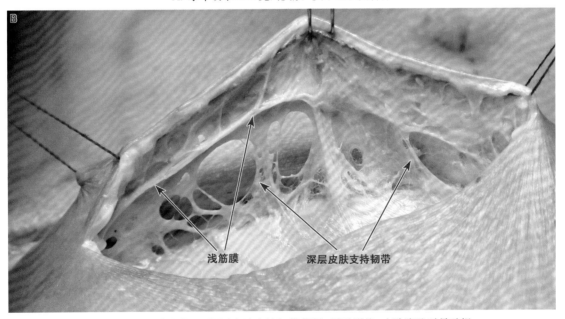

浅筋膜　　　　　深层皮肤支持韧带

B. 浅筋膜系统底位观：深层皮肤支持韧带薄弱，呈透明状，去除脂肪时易破损

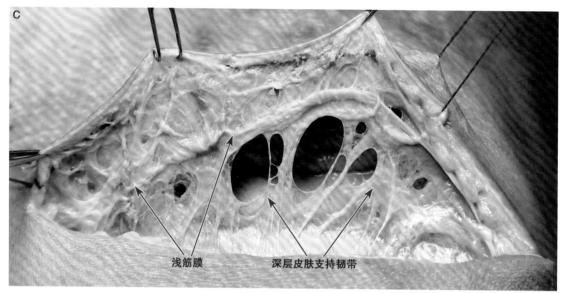

浅筋膜　　　深层皮肤支持韧带

C. 浅筋膜系统头位观:深层皮肤支持韧带薄弱,呈透明状,与深筋膜结合疏松,去除脂肪时易破损

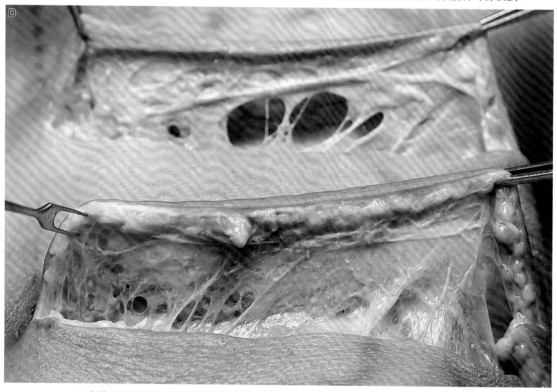

D. 浅筋膜系统头位观:与脐部水平切面相比,下腹部深层皮肤支持韧带薄弱而不完整

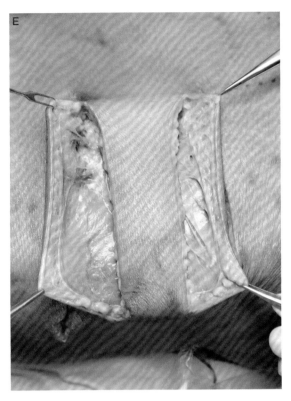

图 3-27 下腹壁水平切面

E. 浅筋膜系统头位观：深层皮肤支持韧带较薄弱，呈半透明状，与深筋膜结合疏松，可见穿支血管进入

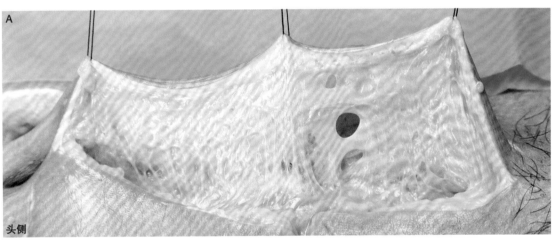

A. 正中线浅筋膜系统致密，结构均一

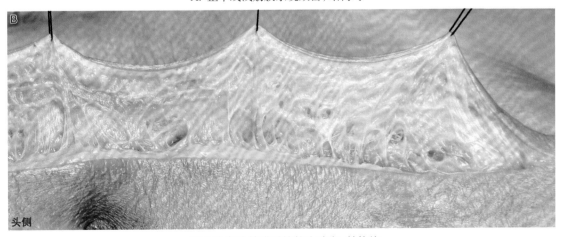

B. 正中线旁浅筋膜系统较为致密，结构均一

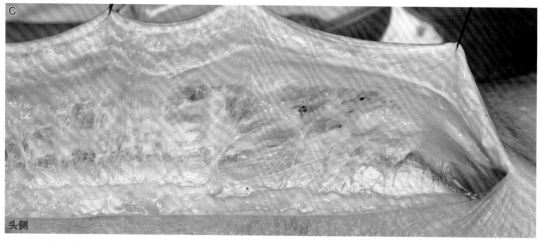

C. 正中线旁6cm浅筋膜系统，深层皮肤支持韧带由上至下逐渐薄弱透明，与浅、深筋膜结合亦逐渐疏松

图3-28 腹壁矢状切面

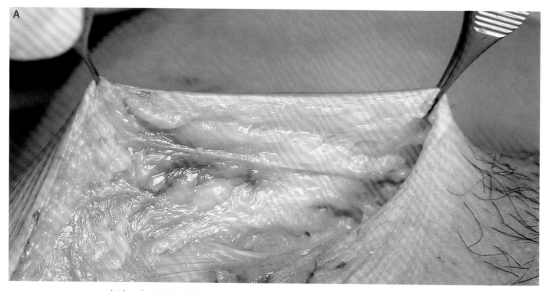

A. 皮肤-皮下组织复合体：可见明显的浅筋膜，深层皮肤支持韧带隐约可见

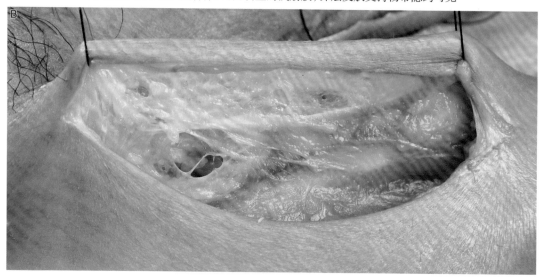

B. 浅筋膜系统底位观：浅筋膜清晰可见，与深筋膜结合紧密

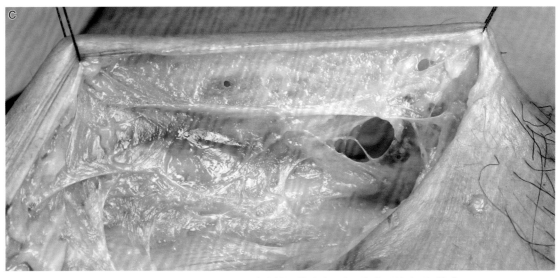

C. 浅筋膜系统头位观：深层皮肤支持韧带致密坚韧，紧密连接浅、深筋膜

图 3-29　腹股沟区浅筋膜系统

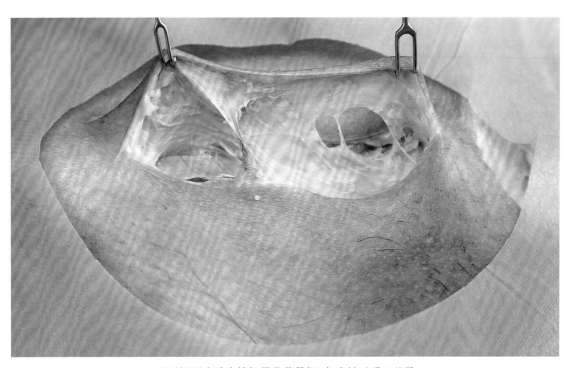

可见深层皮肤支持韧带菲薄易损，与女性无明显差异

图 3-30　男性下腹壁浅筋膜系统水平切面

　　在下腹部的腹壁成形术中，Scarpa 筋膜起着至关重要的作用，适量保留 Scarpa 筋膜，将缝合的张力置于此，可有效较减小皮肤闭合张力，减少皮瓣远端的血运障碍。

　　腹部浅筋膜系统确保了皮肤和肌肉之间的运动自主性，若皮肤、浅筋膜系统和深筋膜之间产生瘢痕性粘连，则会影响皮肤、肌肉的正常功能。

参 考 文 献

［1］Bar-Meir E D, Lin S J, Momoh A O, et al. The Lateral Chest Wall: A Separate Aesthetic Unit in Breast Surgery［J］. Plast ReconstrSurg, 2011, 128（6）:626e-634e.

［2］LEJOUR M. Evaluation of fat in breast tissue removed by vertical mammaplasty［J］. Plast ReconstrSurg, 1997, 99（2）:386-393.

［3］LIN J, SONG J, CHEN X, et al. Anatomy and clinical significance of pectoral fascia［J］. Plast ReconstrSurg, 2006, 118（7）:1557-1560.

［4］MATOUSEK S A, CORLETT R J, ASHTON M W. Understanding the Fascial Supporting Network of the Breast: Key Ligamentous Structures in Breast Augmentation and a Proposed System of Nomenclature［J］. Plast ReconstrSurg, 2014, 134（2）:325e-326e.

［5］DE SOUZE PINTO E B, ROCHA R P, FILHO W Q, et al. Morpho-histological analysis of abdominal skin as related to liposuction［J］. Aesth Plast Surg, 1997, 21（3）:153-158.

［6］GREVIOUS M A, COHEN M, SHAH S R, et al. Structural and functional anatomy of the abdominal wall［J］. Clin Plast Surg, 2006, 33（2）:169-179.

［7］JOHNSON D, DIXON A K, ABRAHAMS P H. The abdominal subcutaneous tissue: computed tomographic, magnetic resonance, and anatomical observations［J］. Clin Anat, 1996, 9（1）:19-24.

［8］ALESXANDER H G, DUGDALE A E. Fascial planes within subcutaneous fat in humans［J］. Eur J Clin Ntitr, 1992, 46（12）:903-906.

［9］AVELAR J M. New Concepts on Abdominoplasty and Further Applications［M］. Basel: Springer International Publishing Switzerland, 2016.

［10］ABU-HIJLEH M F, ROSHIER A L, AL-SHBOUL Q, et al.The membranous layer of superficial fascia: evidence for its widespread distribution in the body［J］. SurgRadiolAnat, 2006, 28（6）:606-619.

［11］CHOPRA J, RANI A, RANI A, et al. Re-evaluation of superficial fascia of anterior abdominal wall: a computed tomographic study［J］. SurgRadiolAnat, 2011, 33（10）:843-849.

［12］MURAKAMI M, ARAI S, NAGAI Y, et al. Subcutaneous fat distribution of the abdomen and buttocks in Japanese women aged 20 to 58 years［J］. Appl Human Sci, 1997, 16（4）:167-177.

第四章 上 肢

第一节 上 臂

人体上臂中部表皮厚度为 0.06～0.20nm。上臂皮下组织较少，仅在上臂后、外侧可见明显的浅层脂肪组织，上臂内侧皮下组织最薄，其结构形态类似于躯干部，具有典型而均一的特点；近端 1/2 区域脂肪较厚，向远端逐渐变薄，近肘关节区脂肪消失，浅筋膜与深筋膜相连（图 4-1）。消瘦者上肢的深层脂肪组织呈片状散在分布，包裹于疏松的结缔组织中。三角肌区有较厚的深层脂肪组织（图 4-2），邻近的背部、侧胸壁皮下脂肪增厚。

上臂浅筋膜较薄，难以从皮下脂肪组织分离。整个上肢均可见浅筋膜，后侧厚于前侧，上臂和前臂的近端部分略厚，而远端则变得菲薄。向皮肤发出纤维隔形成浅层皮肤支持韧带，通常垂直于表面排列。沿着三角肌的下缘，深层脂肪组织消失，浅、深筋膜融为一体，在肘关节尺骨鹰嘴处浅、深筋膜粘连，由此在前臂近端、上臂远端形成皮肤软组织的锚定区域。上臂浅筋膜深层的支持韧带有显著的区域差异，后区较其他区域的支持韧带松弛，由疏松的结缔组织组成，有良好的滑动作用，允许皮肤相对于肌肉平面更容易移动和提升，利于上臂的过度屈曲运动（图 4-3）。年轻时，上臂后内侧区皮下组织牢牢地包裹在坚硬而有弹性的筋膜系统中。随着年龄增长或体重大幅度波动，浅筋膜与腋筋膜的连接减弱，深层皮肤支持韧带弹力减弱，加之浅筋膜本身的松弛，导致上臂后内侧区明显的松弛下垂，出现"和服样"畸形或"蝙蝠翼样"畸形，即上臂后外侧区脂肪增多、皮肤松垂，邻近的背部、侧胸壁皮下脂肪增厚（图 4-4），形似和服或蝙蝠翼。"和服样"畸形需实施环绕腋旁浅层肿胀（circumferential para-axillary superficial tumescent, CAST）脂肪抽吸，在抽吸全层脂肪的同时采用浅层抽吸技术，进一步刺激皮肤回缩。

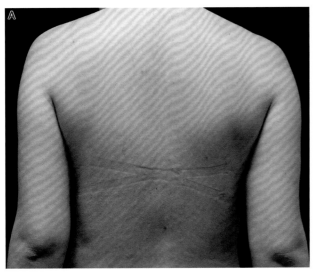
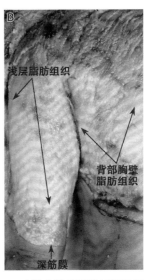

A. 上臂脂肪较多者，以上部脂肪为多，向下逐渐变薄，邻近背部及侧胸壁脂肪增多

B. 去除皮肤显露浅层脂肪组织，上部脂肪组织较厚，向下逐渐变薄，近肘关节区脂肪组织消失，筋膜附着在深筋膜上

图 4-1 上臂后区

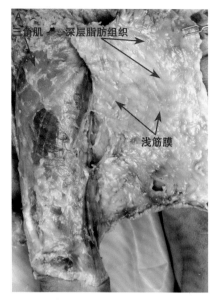

A. 三角肌区有较厚的深层脂肪组织

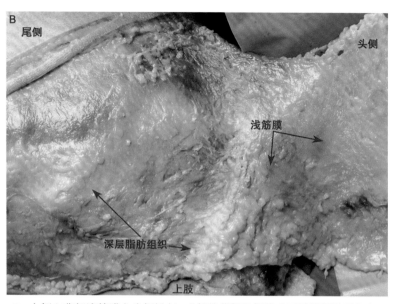

B. 右侧上背部浅筋膜向头侧掀起，毗邻的背部及侧胸壁可见深层脂肪组织

图 4-2　上臂深层脂肪组织

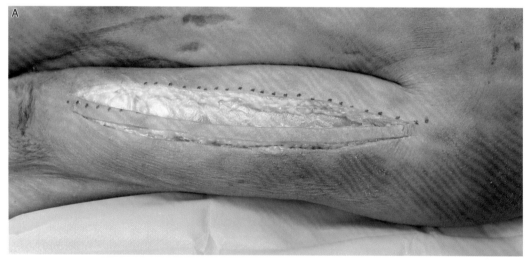

A. 矢状面切取 2cm 宽的皮肤 - 皮下组织复合体

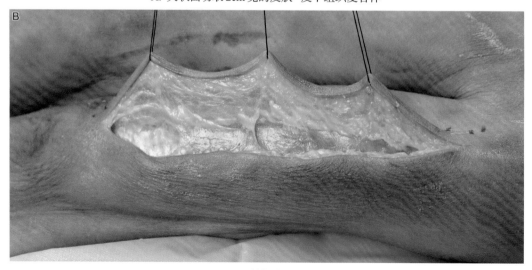

B. 外侧位观

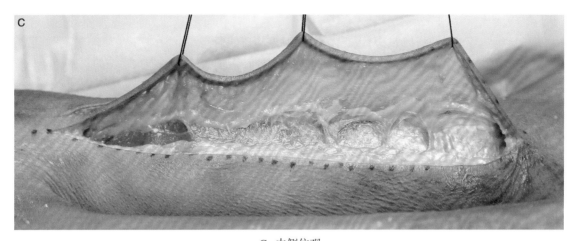

C. 内侧位观

图 4-3　上臂后区浅筋膜系统

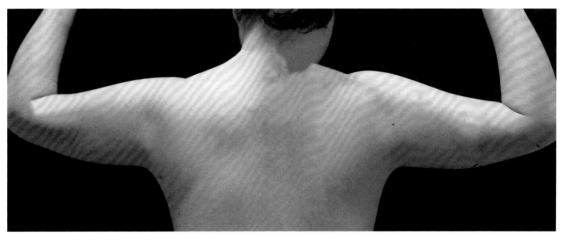

图 4-4　"和服样"畸形

上臂主要血管、神经走行于内侧，臂内侧皮神经起自臂丛内侧束，在腋动、静脉之间下行，继而沿肱二头肌内侧沟下行，居于肱动脉内侧，在臂中部贵要静脉穿深筋膜处，此神经分前、后两支。该区域为脂肪抽吸的相对禁忌区。

第二节　手　　部

在接近腕部处深层脂肪组织消失，导致浅筋膜与深筋膜粘连。手部掌侧可见浅层脂肪组织，无深层脂肪组织，浅筋膜附着于深筋膜，形成掌腱膜。浅筋膜浅层皮肤支持韧带坚韧，垂直牢固锚定于皮肤。

手背可见薄层的浅层脂肪组织，皮下组织呈现脂肪纤维样结构。Bidic 等人（2010）对手背皮肤标本的组织学分析显示，在手背部存在 3 个脂肪纤维层，即背侧浅层、背侧中间层和背侧深层，由背侧浅筋膜及背侧中间筋膜分隔。背侧浅层位于皮肤与浅筋膜之间，无重要结构，消瘦者背侧浅层与真皮结合紧密，掌指关节背侧浅层几乎不含脂肪组织（图 4-5）。肥胖者背侧浅层脂肪组织较多，可掩盖静脉及肌腱等其他深层结构。

手背静脉及感觉神经位于背侧中间层，即浅、深筋膜之间。浅筋膜系统在皮下静脉和神经周围形成特殊的隔室，血管外膜与浅筋膜纤维组织相连续，有助于保持静脉壁开放。

手背深筋膜分为两层，为较薄的腱膜。浅层为背侧中间筋膜，在伸肌支持带的水平与前臂筋膜（深筋膜)延续,远端与手指背筋膜延续;深筋膜深层覆盖骨间背侧肌和掌骨,与掌骨背侧骨膜连续,两层之间为疏松结缔组织,有伸指肌腱穿行,疏松结缔组织利于肌腱滑动。深筋膜浅层与肌腱间联结组织相连,由肌腱分离成4个隔室。手背的筋膜层上近端融合。脂肪在浅层中分布不均匀(图4-6)。

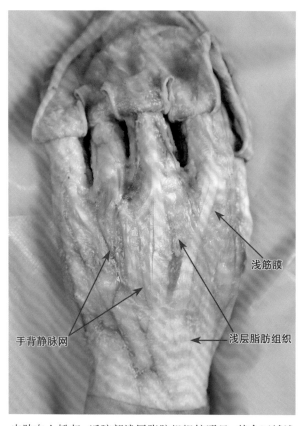

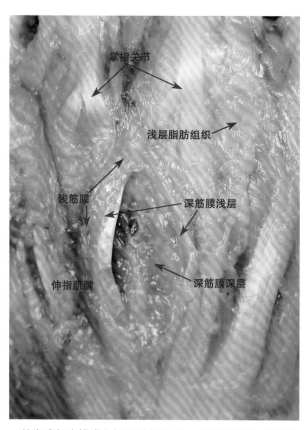

皮肤向上掀起,近腕部浅层脂肪组织较明显,其余区域浅层脂肪组织菲薄,呈脂肪纤维样结构,掌指关节处未见脂肪;手背静脉网位于浅筋膜深面

图4-5 手背浅层脂肪组织

一是皮肤与浅筋膜之间的手背浅层,二是深筋膜浅、深层之间的背侧深层。浅筋膜与深筋膜浅层之间的背侧中层有手背静脉网及感觉神经,不建议注射脂肪

图4-6 手背脂肪注射层次

手指背面脂肪较少,侧面脂肪较多,未见浅筋膜。手指皮肤通过纤维结缔组织固定在深筋膜上,手部弯曲时不改变皮肤位置。指关节伸面的皮肤与深筋膜结合松散,形成皮肤褶皱,褶皱相邻侧面上的皮肤与深筋膜结合紧密(图4-7)。

李青峰等通过B型超声测量显示手背的软组织厚度随着年龄的增长而逐渐变薄。第二掌骨与第三掌骨包括皮肤、脂肪和筋膜的平均软组织厚度,在19岁以下人群为(3.12 ± 0.78)mm,19~45岁为(2.33 ± 1.07)mm,45岁以上为(1.60 ± 0.54)mm。由于年龄相关的脂肪萎缩,手背的静脉和肌腱变得更加清晰可见,严重者(45岁以上)骨间肌萎缩,掌骨之间的软组织凹陷。根据手背部脂肪分布的情况,将老化手分为3级:1级,轻度脂肪萎缩,出现皱纹;2级,中度萎缩,显露静脉;3级,重度脂肪萎缩。全层脂肪萎缩肌腱暴露,常伴有骨间萎缩。

亚甲蓝染料注射结果显示,在手部浅层脂肪组织中存在隔膜,分为近端脂肪室和远端脂肪室。近端脂肪室为桡侧、中央及尺侧浅层脂肪室。掌骨远端1/3处为远端脂肪室,为位于掌指关节之间的4个脂肪室,掌指关节手背侧无脂肪。指背区域近端可见1~2个浅层脂肪室,指关节处无脂肪。深筋膜浅、深层之间由肌腱分成4个隔室。

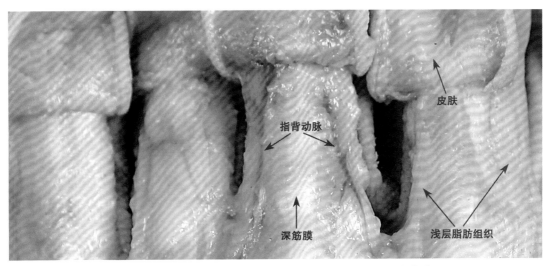

将皮肤及少量脂肪向远端掀起,指背皮下脂肪较少,未见浅筋膜

图 4-7　手指背面

　　手背脂肪注射首选区域为手背侧浅层及深层,背侧浅层应采用锐性针,注射于伸指肌腱 Verdan 分区的 2、4、6、7 区(骨干区)及掌指关节之间的 4 个脂肪室。背侧深层应分别注射于 4 个深层脂肪室。注射时应多点进针,有目的地将一层光滑的脂肪组织置于不同的浅、深层脂肪室中。不建议单点多量注射后按压塑形,以免形成硬结,或将脂肪压于肌腱之上,甚至深入手部的内在肌肉。3 级老化者,应注射于肌腱间的深层隔室(图 4-8)。指背区域注射于近端的 1~2 个浅层脂肪室。

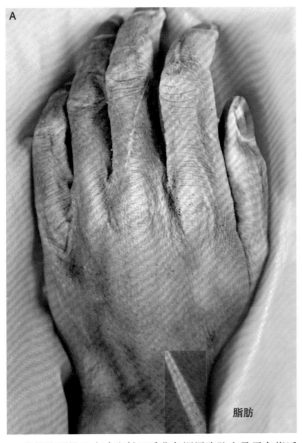

A. 将脂肪颗粒经皮肤注射于手背各深层脂肪室及无名指近端浅层脂肪室

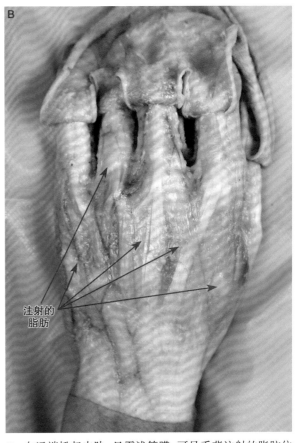

B. 向远端掀起皮肤,显露浅筋膜,可见手背注射的脂肪位于手背静脉网的深面,无名指隐约可见注射的脂肪

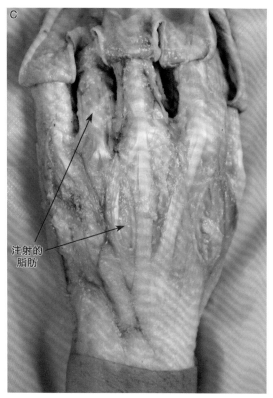

C. 切开浅筋膜及深筋膜浅层,可见手背注射的脂肪颗粒分别位于各深层脂肪室,无名指去除皮下脂肪,可见注射的脂肪颗粒

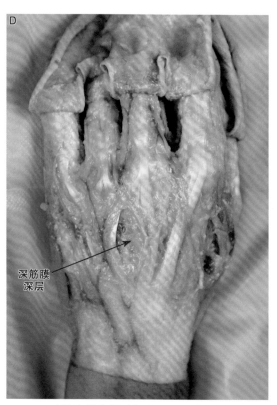

D. 去除注射脂肪颗粒后,可见深筋膜深层

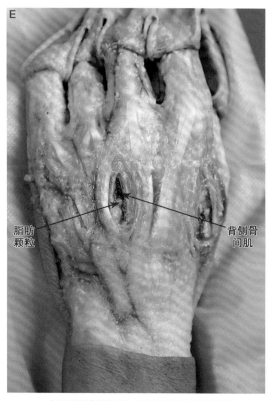

E. 切开深筋膜深层,可见注射的脂肪颗粒

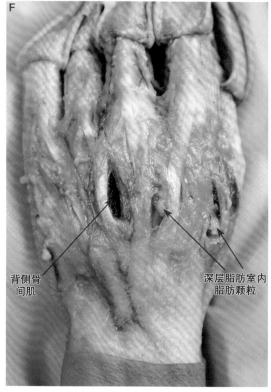

F. 去除肌肉内脂肪颗粒并切开桡侧的深筋膜浅层,显露深层脂肪室中注射的脂肪颗粒

图 4-8 手背注射脂肪

参 考 文 献

［1］ DA ROCHA R P, SEMENTILLI A, BLANCO A, et al. The skin of the medial area of the arm: morphometric study of interest to liposuctoion［J］. Aesth Plast Surg, 2001, 25（6）:468-473.

［2］ Alesxander H G, Dugdale A E. Fascial planes within subcutaneous fat in humans［J］. Eur J Clin Ntitr, 1992, 46（12）:903-906.

［3］ Myers P L, Bossert R P. Arm Contouring in the Massive-Weight-Loss Patient［J］. Clin Plastic Surg, 2019, 46（1）:85-90.

［4］ GILLILAND M D, LYOS A T. CAST liposuction of the arm improves aesthetic results［J］. Aesth Plast Surg, 1997, 21（4）:225-229.

［5］ GILLILAND M D, LYOS A T. CAST liposuction: analternative to brachioplasty［J］. Aesth Plast Surg, 1997, 21（6）:398-402.

［6］ BIDIC S M, HATEF D A, ROHRICH R J. Dorsal hand anatomy relevant to volumetric rejuvenation［J］. Plast ReconstrSu.rg, 2010, 126（1）:163-168.

［7］ AGOSTINI T, PERELLO R.Lipomodeling: An Innovative Approach to Global Volumetric Rejuvenation of the Hand［J］. AesthSurg J, 2015, 35（6）:708-714.

［8］ COLEMAN S R. Hand rejuvenation with structural fat grafting［J］. Plast ReconstrSurg, 2002, 110（7）:1731-1744.

［9］ ZHOU J, XIE Y, WANG W J, et al. Hand Rejuvenation by Targeted Volume Restoration of the Dorsal Fat Compartments［J］.AesthSurg J, 2018, 38（1）:92-100.

［10］ SHAMBAN A T. Combination Hand Rejuvenation Procedures［J］. AesthSurg J, 2009, 29（5）:409-413.

第五章 背 部

第一节 上 背 部

颈部及背部的皮肤厚而坚韧,是人体皮肤最厚的区域之一。背部的浅层脂肪组织较厚,分布均匀,很少有区域性变化(图5-1)。消瘦者的深层脂肪组织较少,肥胖者则较多,呈不均匀分布,以肩胛区及侧胸壁为多,肩胛上区(颈部、背部交界处)有时可见较多深层脂肪组织,称为水牛背(buffalo hump)(图5-2、图5-3),多与遗传有关。肥胖者主要是深层脂肪组织增多为主,浅层脂肪组织增多较少。

背部浅筋膜的厚度在个体之间有显著差异,但在女性中一般较厚。浅筋膜与皮肤之间有垂直走向的浅层皮肤支持韧带,质韧而密集,将浅层脂肪组织分隔为蜂窝状脂肪小房。浅筋膜与深筋膜之间的深层皮肤支持韧带的强度大于腹部,与深筋膜结合较为紧密,但其拉伸强度小于浅层皮肤支持韧带(图5-4)。

上背部深层皮肤支持韧带与冈上韧带密集连接,形成斜向头端的纤维隔膜。肩胛区的深层皮肤支持韧带与深筋膜结合较紧密,由于由内至外深层脂肪组织逐渐增多,深层皮肤支持韧带由内至外逐渐变长,与深筋膜的结合也逐渐疏松,在肌肉收缩时,内侧皮肤-皮下组织复合体几无移动性,外侧移动性较大,且水平移动性大于垂直移动性;肩胛间区域(胸椎与肩胛骨之间)浅筋膜结构致密,血运良好,称为背胸筋膜。肩胛间皮下区域是人类少数棕色脂肪堆积区域之一。棕色脂肪是调节热发生的主要组织,与食物摄取和寒冷有关,可

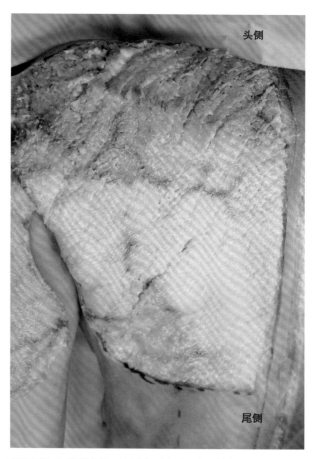

完整切除上背部皮肤,显露浅层脂肪组织,结构均一,较为发达

图5-1 背部浅层脂肪组织

以直接消散热能,是重要的体温调节组织。应谨慎抽吸该区域脂肪组织;肩胛下区的深层皮肤支持韧带与深筋膜结合较肩胛区疏松,皮肤-皮下组织复合体移动性较大,水平移动性大于垂直移动性,因而卷状凸起(back rolls)畸形多发生于此区域(图5-5~图5-7)。浅筋膜沿棘突附着于深筋膜,所形成的纵向粘连将身体两侧的皮下组织分开,使得每一侧都能够独立地发挥作用。

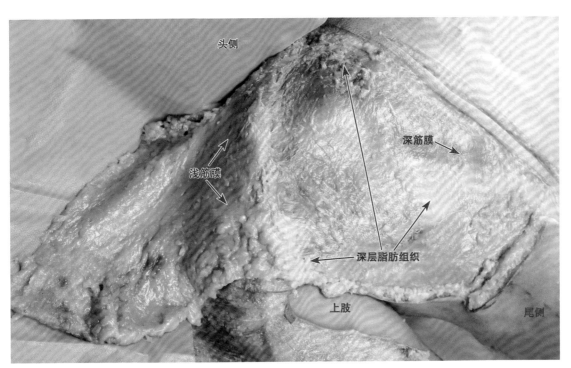

向上外侧掀起浅筋膜，肩胛区、侧胸壁、肩胛上区可见深层脂肪组织

图 5-2　背部深层脂肪组织

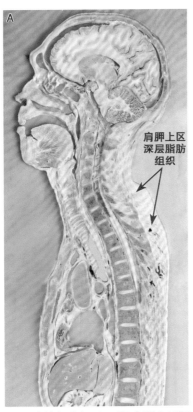 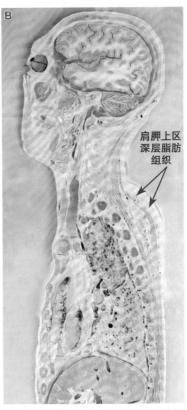

A. 正中线矢状切面：可见肩胛上区深层脂肪组织增厚，浅筋膜系统密集致密，其他区域未见深层脂肪组织

B. 正中线旁 4cm 矢状切面：可见肩胛上区深层脂肪组织变薄，浅筋膜系统密集致密，其他区域深层脂肪组织较少

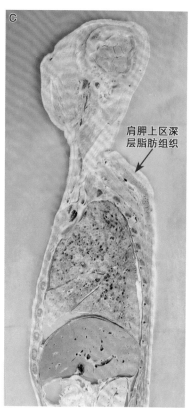

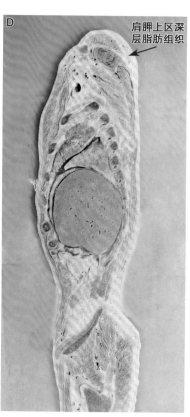

C. 正中线旁 8cm 矢状切面: 可见肩胛上区深层脂肪组织逐渐变薄, 其他区域深层脂肪组织较少

D. 正中线旁 12cm 矢状切面: 可见肩胛区可见深层脂肪组织, 其他区域深层脂肪组织较少

图 5-3　背部脂肪组织

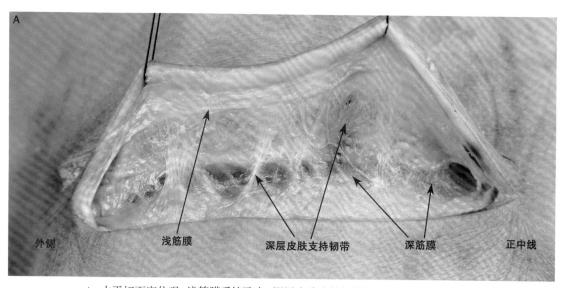

A. 水平切面底位观: 浅筋膜系统致密, 深层皮肤支持韧带与深筋膜结合较为紧密

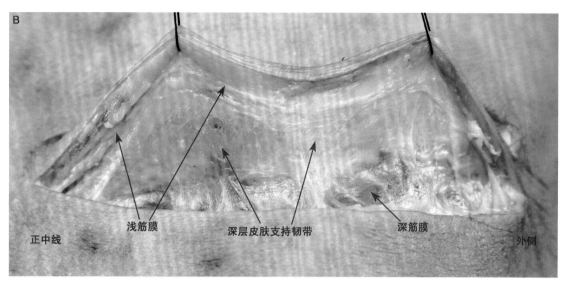

B. 水平切面头位观：可见明显的浅筋膜，与皮肤及深筋膜结合较为紧密

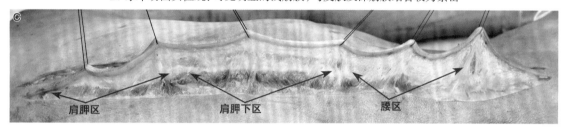

C. 矢状切面：肩胛区、腰区浅筋膜系统与深筋膜结合紧密，肩胛下区与深筋膜结合较为疏松

图 5-4　背部浅筋膜系统

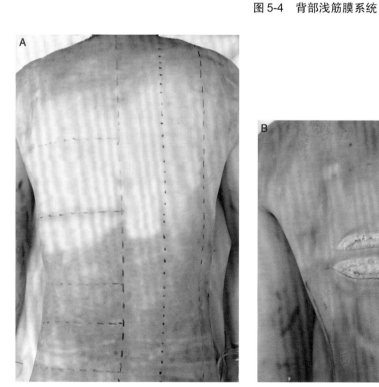

A. 标记线：左侧为肩胛区、肩胛下区水平切
面标记线，右侧为正中线、正中线旁 6cm 和
12cm 矢状切面标记线

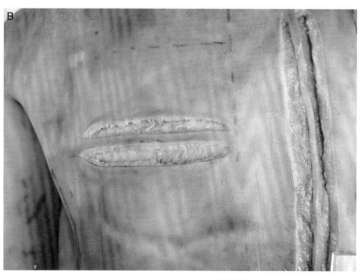

B. 切取宽度 2cm 的切面至深筋膜

图 5-5　背部不同区域的切面

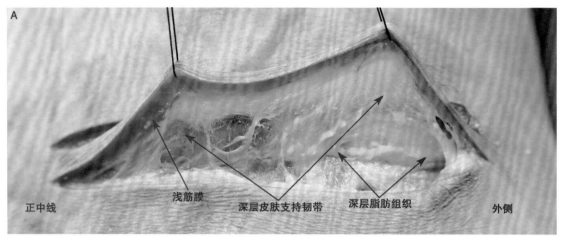

A. 水平切面底位观：深层皮肤支持韧带由内至外逐渐疏松

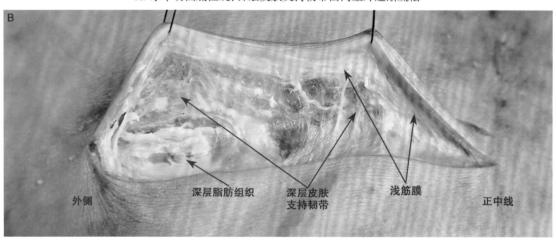

B. 水平切面头位观：深层皮肤支持韧带由内至外逐渐薄弱疏松

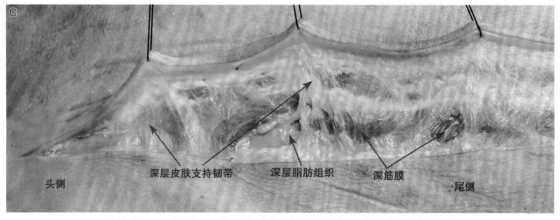

C. 正中线旁 10cm 矢状切面：深层皮肤支持韧带较为发达致密，与深筋膜结合紧密

图 5-6　肩胛区浅筋膜系统

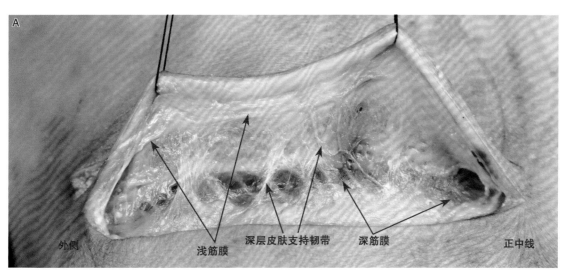

外侧　　　　　　　浅筋膜　　深层皮肤支持韧带　　深筋膜　　　　　　正中线

A. 水平切面底位观：浅筋膜系统结构较均一，与深筋膜结合略疏松

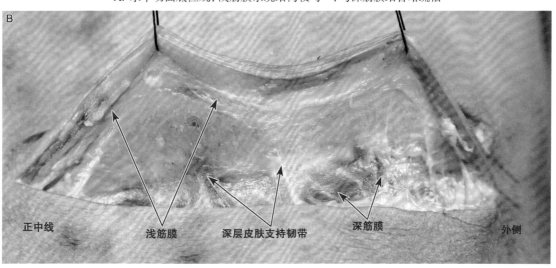

正中线　　　　　浅筋膜　　深层皮肤支持韧带　　　深筋膜　　　　　　外侧

B. 水平切面头位观：深层皮肤支持韧带由内至外逐渐疏松

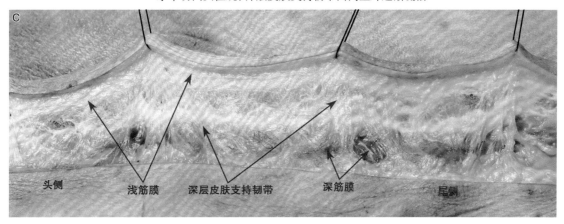

头侧　　　　浅筋膜　　深层皮肤支持韧带　　深筋膜　　　　尾侧

C. 正中线旁 10cm 矢状切面：浅筋膜系统结构均一，与深筋膜结合较肩胛区疏松

图 5-7　肩胛下区浅筋膜系统

　　浅筋膜也沿着肩胛下缘、上背部与髂腰部交界区和髂嵴部分黏附在深筋膜上。这些横向粘连分隔皮下脂肪,形成肩胛区、肩胛下区等深层脂肪室。背部浅筋膜系统的功能为将皮肤支持固定于深层组织,随着年龄及皮下脂肪组织的增加,肩胛下区浅层脂肪筋膜系统单位变得松弛,而其上下肩胛区及腰区深层皮肤支持韧带与深筋膜结合紧密,加之深层脂肪组织增多,形成背部卷状凸起畸形(图5-8)。

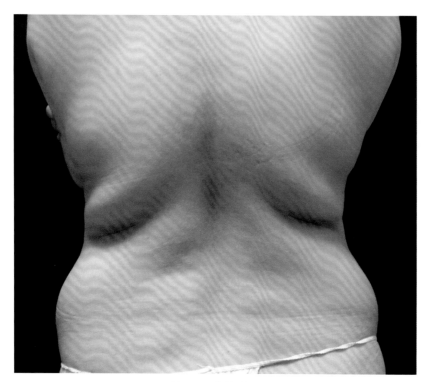

图 5-8　卷状畸形

　　上背部是脂肪抽吸最困难的解剖学区域之一,纵横交错的皮肤支持韧带使其脂肪密度大,纤维性强,可采用锐性抽吸针管进行抽吸。肩胛区主要抽吸中外侧区域的深层脂肪组织,背部卷状凸起区域要彻底抽吸深层脂肪组织,以恢复背部的平坦形态。

第二节　髂　腰　部

　　髂腰部皮肤厚而坚韧,浅层脂肪组织均匀分布,无区域性变化(图5-9)。深层脂肪组织是人体最厚的区域之一。深层脂肪组织的厚度变化非常大,最厚的区域为腰外侧竖脊肌群外侧、臀中肌浅面区域,其厚度为浅层脂肪组织的数倍乃至十余倍,与浅筋膜结合紧密,难以分离;脂肪小叶大于浅层脂肪组织,深层皮肤支持韧带较为发达,结构较为致密,呈水平斜向层状结构,将深层脂肪组织分为数层。与深筋膜(胸腰筋膜)结合紧密,移动性较小;由外向内逐渐变薄,至竖脊肌群及腰髂肋肌深层脂肪组织消失,仅在邻近臀部区域见少量脂肪组织,浅筋膜与深筋膜结合紧密。向上至肩胛下区,向下至臀部,逐渐变薄(图5-10、图5-11)。骶骨区域脂肪组织的缺乏与溃疡的形成有关。

　　髂腰部深层脂肪组织蓄积的位置有性别差异。女性髂腰部亦称髋部(hip),其深层脂肪组织位于髂嵴臀中肌浅面,常合并臀部、大腿外侧的脂肪蓄积(图5-12),形成"小提琴样"畸形上段的凸起或方臀畸形,破坏了女性躯体的曲线,尤其是侧面的 S 形曲线。此外,髂嵴处脂肪蓄积过多,可以形成假性"骑士臀"。男性髂腰部亦称胁腹部(flank),脂肪蓄积的位置较女性高,位于髂嵴上方,向前延续与腹部脂肪相连续,形成腰部赘肉或"救生圈样"畸形(love handle),是男性主要的脂肪抽吸部位之一。性别差异是由于黏着区域的不同所致。

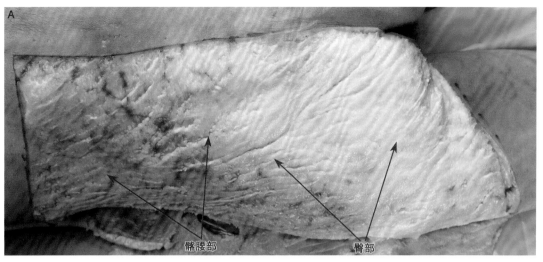

A. 切除皮肤，显露髂腰部及臀部脂肪组织，两者浅层脂肪组织结构类似

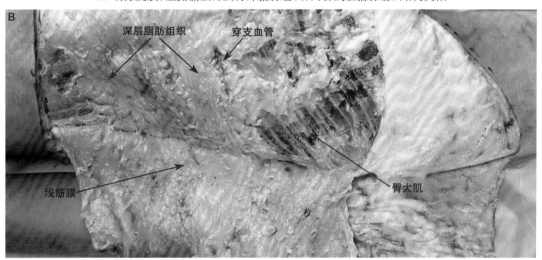

B. 掀起浅层脂肪组织，可见完整连续的浅筋膜层，深层脂肪组织向内、向上、向下逐渐变薄，髂腰部与臀部交界处可见穿支血管

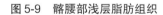

图 5-9 髂腰部浅层脂肪组织

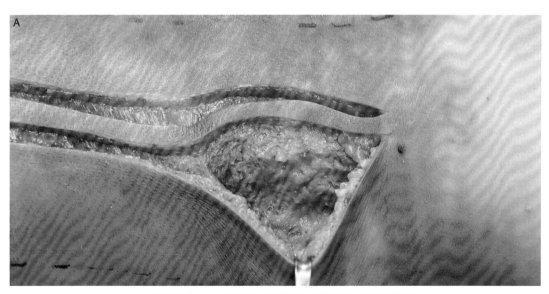

A. 正中线旁 8cm 矢状切面外侧观：结构致密，移动性较小

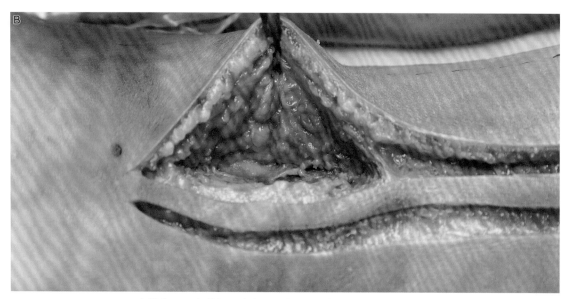

B. 正中线旁 8cm 矢状切面内侧观：脂肪小叶较大，与深筋膜结合较紧密

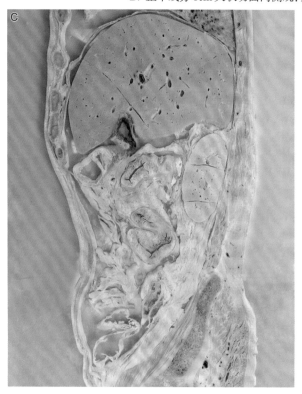

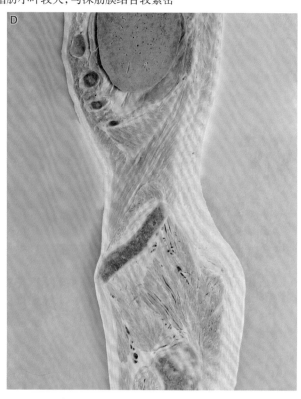

C. 正中线旁 8cm 矢状切面：深层脂肪组织厚于背部及臀部，可见穿支血管穿行于深层脂肪组织中

D. 正中线旁 12cm 矢状切面：由内至外逐渐增厚，上至背部，下至臀部，逐渐变薄

图 5-10　髂腰部深层脂肪组织

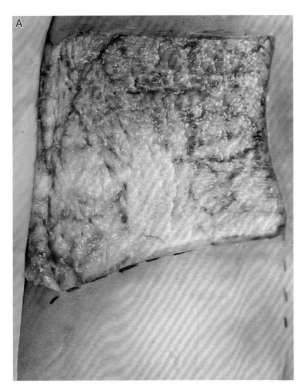

A. 切除皮肤,显露浅层脂肪组织

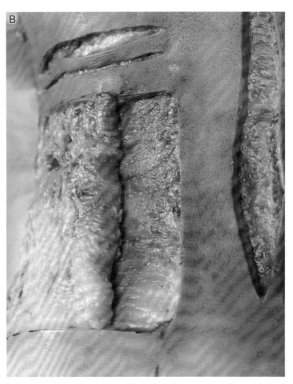

B. 向外掀起部分浅层脂肪组织及浅筋膜,见内侧几乎无深层脂肪组织,仅在邻近臀部区域见少量脂肪组织,浅筋膜与深筋膜结合紧密

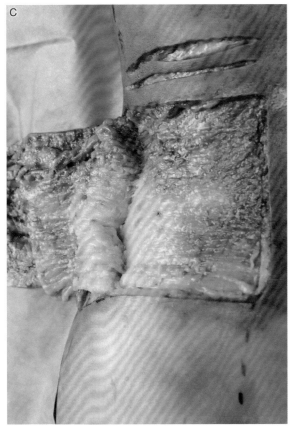

C. 继续向外掀起浅层脂肪组织及浅筋膜,可见深层脂肪组织由内向外逐渐增厚,其与浅筋膜结合紧密,深层脂肪组织可分为数层

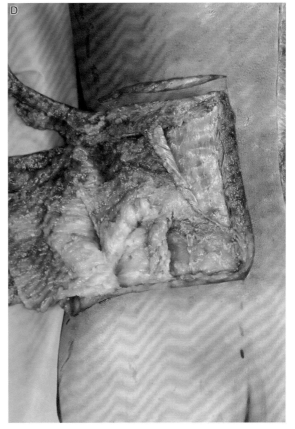

D. 竖脊肌群外缘起可见深层脂肪组织,与胸腰筋膜结合紧密

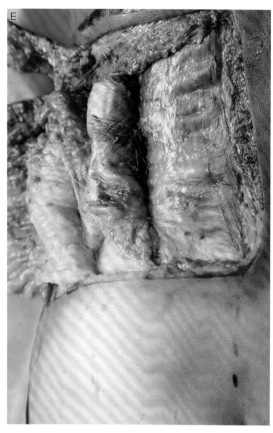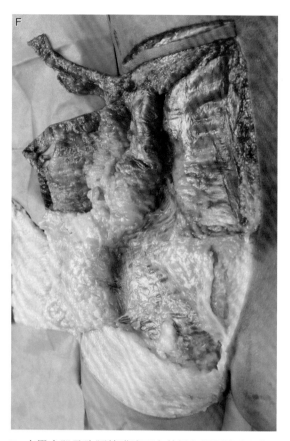

E. 向外侧掀起胸腰筋膜，肥胖者在竖脊肌群内可见脂肪组织

F. 在臀大肌及胸腰筋膜浅面向外掀起深层脂肪组织，可见竖脊肌群外侧、臀中肌浅面区域的深层脂肪组织最厚

图 5-11　髂腰部皮下脂肪组织

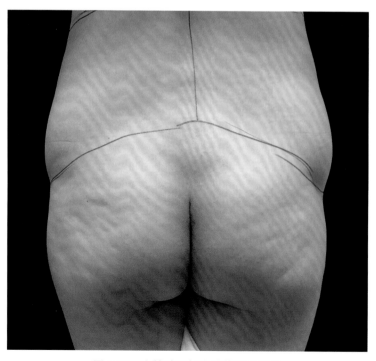

图 5-12　女性髂腰部脂肪蓄积于髋部

　　髂腰部浅筋膜系统十分致密,浅筋膜与皮肤之间有垂直走向的浅层皮肤支持韧带,质韧而密集,将浅层脂肪组织分隔为蜂窝状脂肪小房(图5-13)。浅筋膜与深筋膜之间的深层皮肤支持韧带致密且强大,为不透明的白色纤维隔,与腰部深筋膜(胸腰筋膜)连接(图5-14)。腰部肌肉腱膜深面亦可见脂肪组织。深层皮肤支持韧带起源于棘突的顶端,与浅筋膜紧密连接。当肌肉收缩时,髂腰部内侧皮肤-皮下组织复合体无移动性,外侧复合体可移动,移动度小于肩胛下区复合体。在骶骨区域,许多垂直的纤维隔将浅筋膜连接到中线,形成纵向粘连将腰部皮下组织分开,使得每一侧都能够独立地发挥作用。女性浅筋膜系统在腰部、臀部分界(髂嵴)处未见明显黏着区,臀外侧切迹处浅筋膜系统与深筋膜结合较为紧密,其深层脂肪组织位于髂嵴之下,形成方臀畸形。男性浅筋膜系统的黏着区位于髂嵴,深层脂肪组织位于髂嵴之上,形成腰部赘肉。

　　髂腰部皮肤厚,浅筋膜系统致密发达,皮肤-皮下组织复合体回缩性好,因而脂肪整形主要抽吸深层脂肪组织。首先,应尽可能抽吸臀中肌浅面的深层脂肪组织,使腰臀相对高度增大,以凸显上臀部的突起;其次,重点抽吸髂嵴上缘与第十二肋下缘、背阔肌前缘与腹外斜肌外缘相交处之间的侧腹区域,以凸显侧面的腰部凹陷曲线,达到理想腰围(图5-15)。侧腹部常伴有皮肤松垂,需要应用浅层抽吸技术,增加皮肤的回缩程度。

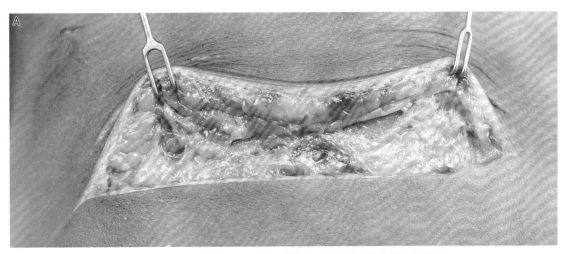

A. 水平切面:浅筋膜厚而致密,连续成片,浅层皮肤支持韧带发达

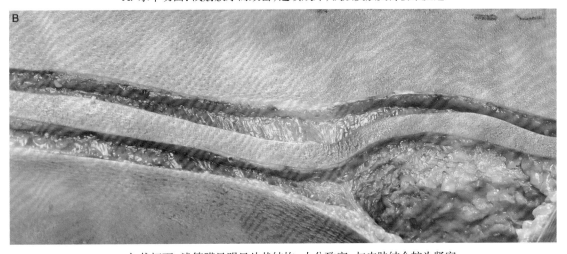

B. 矢状切面:浅筋膜呈明显片状结构,十分致密,与皮肤结合较为紧密

图5-13　髂腰部浅筋膜

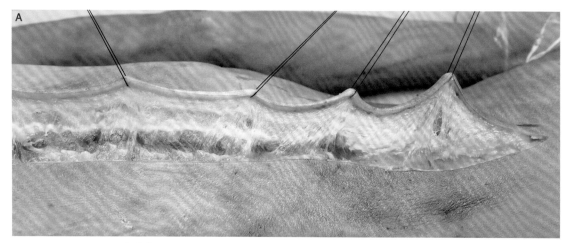

A. 正中线旁 8cm 矢状切面: 浅筋膜系统致密发达, 深层皮肤支持韧带短而坚韧

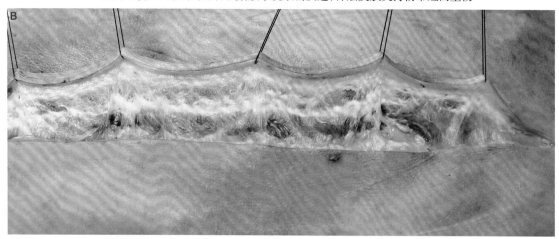

B. 正中线旁 8cm 矢状切面: 深层皮肤支持韧带与深筋膜结合十分紧密

图 5-14　髂腰部浅筋膜系统

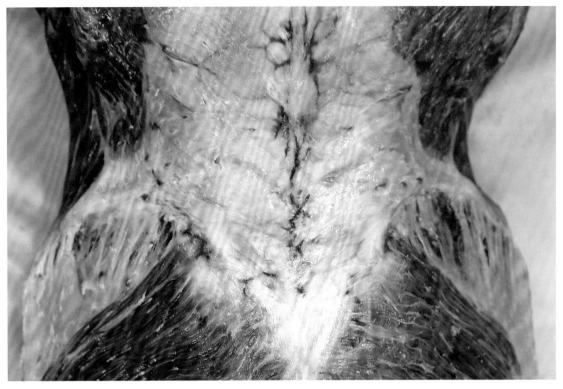

图 5-15 腰围最细区域是髂嵴上缘与第十二肋下缘、背阔肌前缘与腹外斜肌外缘相交处之间的区域

参 考 文 献

[1] SAITO H, TAMURA T. Subcutaneous fat distribution in Japanese women. Part 1. Fat thickness of the trunk[J]. Ann Physiol Anthropol, 1992, 11(5):495-505.

[2] MURAKAMI M, ARAI S, NAGAI Y, et al. Subcutaneous fat distribution of the abdomen and buttocks in Japanese women aged 20 to 58 years[J]. Appl Human Sci, 1997, 16(4):167-177.

[3] ILLOUZ Y G. Body Sculpturing by Lipoplasty[M]. New York: Churchill Livingstone, 1989:127-140.

[4] ZhANG Y X, LAZZERI D, GRASSETTI L, et al. Three-dimensional Superficial Liposculpture of the Hips, Flank, and Thighs[J]. Plast Reconstr Surg Glob Open, 2015, 3(1): 291-296.

第六章 臀部及会阴部

第一节 臀 部

一、概述

臀部脂肪组织以浅层脂肪组织为主,浅层脂肪组织与皮肤结合紧密,其形态、厚度较为均匀一致,至内侧臀间沟处逐渐变薄,坐骨结节区域呈纤维化结构(图6-1)。深层脂肪组织变化较大,消瘦者深层脂肪组织呈不连续的片状,肥胖者的深层脂肪组织增多,呈连续层状结构(图6-2)。黄种人、黑种人、黑白混血儿及部分斯拉夫人该部位有深层脂肪,以黑种人女性最为肥大。在两侧坐骨结节区域浅深层脂肪极少。臀部脂肪分布与性别、年龄、体重及种族相关性较大。

女性体型为"梨状分布",臀部脂肪较多,相反,男性体型脂肪主要分布在腹部或腹内。随着女性年龄的增长和绝经期的到来,脂肪堆积呈现男性化,其腰围及臀围与年轻女性差别巨大。随着年龄增长及体重增加,臀部高度增加,臀间沟变长,臀下皱襞变长。

臀部形态受邻近区域的影响较大。臀部的上界为髂嵴,但由于部分女性髂腰部黏着区域位于髂嵴之下,臀部上外方脂肪堆积,掩盖了臀部上缘的弧形外观。臀部内界为臀中皱襞。下界内侧为臀下皱襞,外侧与大腿的分界线不清晰,形成隐约可见的半球形外观;若大腿存在"骑士臀"畸形,亦会破坏臀部外观,形成所谓"小提琴"畸形,即臀部外缘上下凸起,中间凹陷(图6-3)。中国女性大多为假性臀部肥大,臀部本身体积正常或者较小,臀部外侧可见凹陷,其最深处为股骨大转子。

臀下皱襞始于臀间沟下端,由内上至外下,自然流畅地弧形过渡到股后部。后面观,臀下皱襞不应超过大腿根部宽度的1/2。臀下皱襞随着年龄的增长,会呈现过长、过深或变形。此外,臀部的形态受体重及年龄的影响,当体重增加时臀部的宽度及长度均增加,但臀下皱襞并不延长;而当年龄增长时,臀部长度增加,宽度减少。

臀部上方,腰部两侧各有一个浅窝,称为臀上窝(superior gluteal fossa),又称腰窝,其最低点是髂后上棘。多见于女性,是臀部的美学特征之一。

两侧臀部之间隐约可见骶部V形浅窝(V-shaped crease),从臀间沟的近端骶尾关节处开始向两侧臀上窝延伸,形成骶部三角。V形的两臂由臀大肌在腰背筋膜上的起点形成(图6-4)。骶部V形浅窝不清晰的原因有二,一是骶部脂肪堆积,二是臀大肌不发达,前者可以通过脂肪抽吸改善,后者则需进行脂肪移植改善。V形浅窝与上方隐约可见的腰后三角组成米凯利斯菱形(Michaelis diamond),菱形上角位于第五腰椎棘突所在处。

臀部后突是人类直立和两足行走的进化性适应,构成臀部美学的重要特征。其影响因素如下。

1. 主要由腰骶部脊柱的前突和骨盆的倾斜角度决定。腰骶部脊柱的过度伸展是非洲人特有的种族特征。从侧面看,臀部给人的印象比实际存在的突出更大。中国女性腰骶部脊柱前凸程度较低,臀部后突度较小。

2. 臀部肌肉的体积及起止点位置亦对臀部后突有重要影响。

3. 皮下脂肪组织 女性臀部皮下脂肪组织含量较男性多。臀部皮下脂肪组织量不仅影响臀部后突程度,而且对臀部圆形形状有重要影响。脂肪组织的物理支撑作用对臀下皱襞的形态有至关重要的作

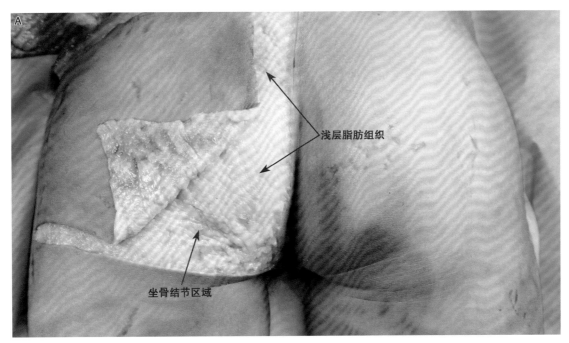

A. 与皮肤结合紧密，坐骨结节区域纤维化

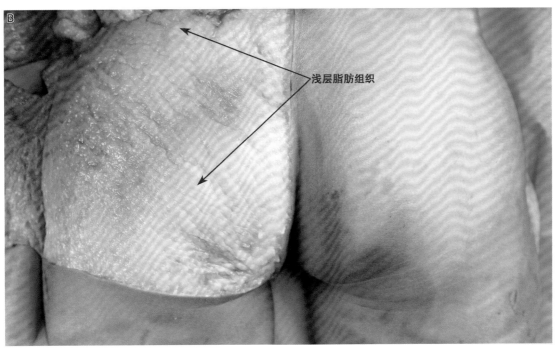

B. 结构致密均一

图 6-1　臀部浅层脂肪组织

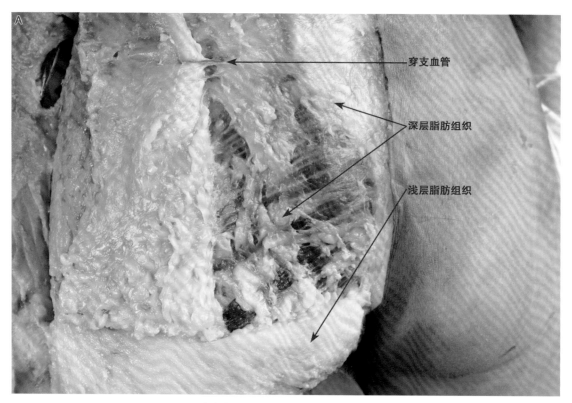

穿支血管

深层脂肪组织

浅层脂肪组织

A. 消瘦者深层脂肪组织较少,呈散在片状

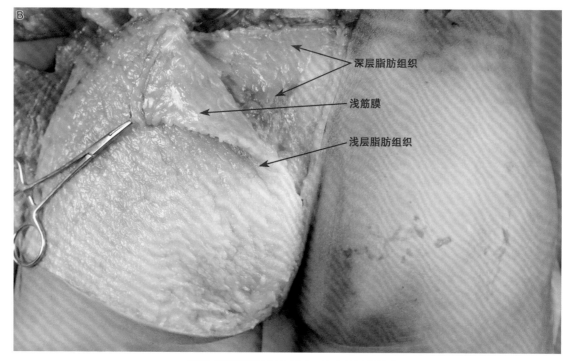

深层脂肪组织

浅筋膜

浅层脂肪组织

B. 肥胖者深层脂肪组织增多,呈连续层状结构

图 6-2　臀部深层脂肪组织

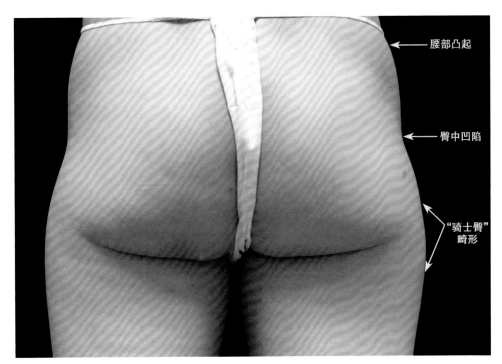

图 6-3 "小提琴"畸形

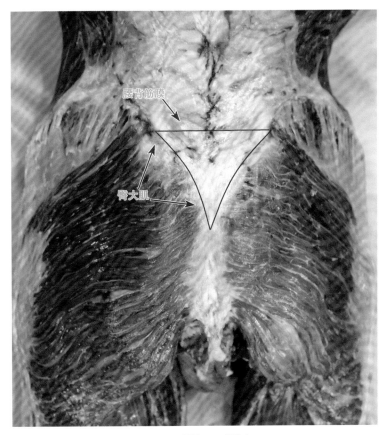

图 6-4 臀部 V 形浅窝

用。此外,腰部和大腿的脂肪堆积及组织松弛会掩盖臀部的后突程度。

4. 浅筋膜系统　臀部浅筋膜系统致密坚韧,软组织的张力程度较大,充满弹性。臀部皮下组织内存在 Jacque 悬韧带,其功能类似 Cooper 韧带,悬吊支持臀部软组织;臀部外观和触觉有较大的韧性,其韧性高于女性乳房。随着年龄的增长,浅筋膜系统退化松弛,造成臀部下外侧呈现袋状下垂。

臀部突度的理想比例见图 6-5。

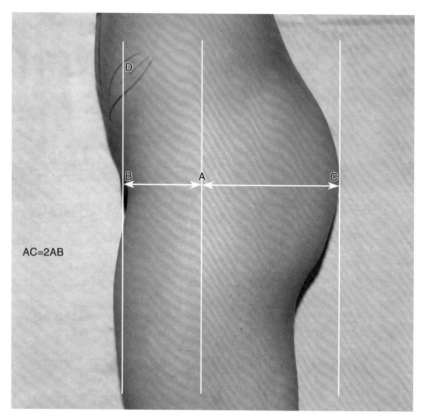

图 6-5　臀部突度理想比例
A- 大转子;B- 阴阜最高点;C- 臀部突度最高点;D- 髂前上棘。

二、浅筋膜系统

臀部浅筋膜发达而致密,呈明显层状结构,脂肪组织富有纤维(图 6-6)。向上与腰部浅筋膜相延续,向内在臀间沟处与深筋膜结合,将臀部皮下组织分为 2 个独立的单位。浅筋膜发出致密且坚韧的浅层皮肤支持韧带,短而垂直,形成"蜂巢"状结构,包裹浅层脂肪组织,形成较为致密的脂肪垫,有较好的抗压功能,在坐位及仰卧位时起到支撑作用。

臀部深层皮肤支持韧带较发达,臀上部深层皮肤支持韧带与髂腰部类似,由上至下逐渐增强,臀中部深层皮肤支持韧带几乎与浅层皮肤支持韧带同等坚韧致密,呈垂直走行,与浅、深筋膜结合紧密,使臀部皮下组织滑动性较小。臀部外侧凹陷处,深层皮肤支持韧带与深筋膜结合紧密(图 6-7~图 6-9)。臀部浅筋膜系统在坐骨结节区变得坚硬和有弹性,无完整连续的浅筋膜层,脂肪含量低,大多为纤维结缔组织,形成圆锥状皮肤支持韧带。该韧带起自坐骨结节骨膜,斜向下方,呈放射状扇形走行,止于臀部内下区的皮肤,上至坐骨结节平面,下至臀下皱襞,内至臀间沟,外至臀部中外 1/3 交界处,其横断面呈三角形,顶点为坐骨结节,底边为臀部内下区域皮肤(图 6-10、图 6-11)。该韧带是臀下部弧形形状的解剖基础。在肛门周围,浅筋膜包含一些肌纤维,构成肛门外括约肌。

骶三角区为尾骨尖端与两侧臀下皱襞中点连线内的三角区域,亦称百慕大三角。该区域为负重区域,为脂肪抽吸的禁忌区。

臀下皱襞下方大腿后内侧浅筋膜系统最为致密,皮肤支持韧带强劲,垂直止于皮肤,紧密包裹皮下脂肪。该区域皮下组织形成柱状支撑,对维持臀部下方形态起到重要作用。臀下皱襞处未见起自深筋膜垂直走行止于真皮的线形韧带,因而臀下皱襞并非由臀下皱襞韧带牵拉所致(图6-12)。臀下皱襞是由臀部及大腿后侧皮肤-皮下组织复合体的力学差异所致,臀部圆锥状皮肤支持韧带形成臀部下内区域的弧形曲线,大腿后内侧区域的皮肤-皮下组织复合体向上支撑臀部。当减弱大腿后侧皮肤-皮下组织复合体柱状支撑的力量时,可发现原有的臀下皱襞变浅甚至消失,在其下方力学差异处形成新的臀下皱襞,并向外延伸;当恢复大腿后侧皮下组织柱状支撑力量时,新的臀下皱襞消失,臀下皱襞位置上移(图6-13、图6-14)。臀部外下方深层皮肤支持韧带则与臀部其他区域类似,走行略向下方倾斜,形成臀部外下方隐约可见的弧形,但无臀下皱襞。

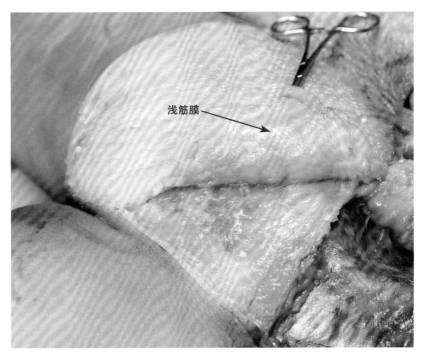

掀起浅筋膜及浅层脂肪组织,层状浅筋膜明显可见

图6-6　臀部浅筋膜系统

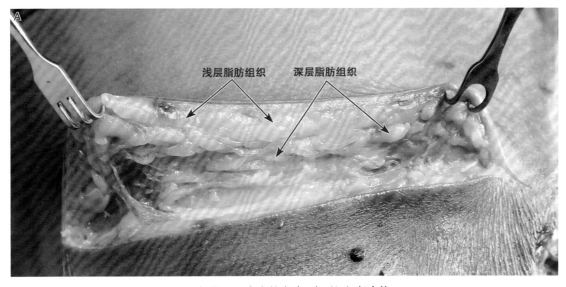

A. 切取2cm宽度的皮肤-皮下组织复合体

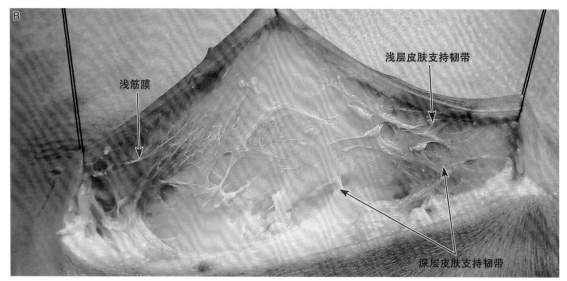

B. 臀上部浅筋膜系统底位观

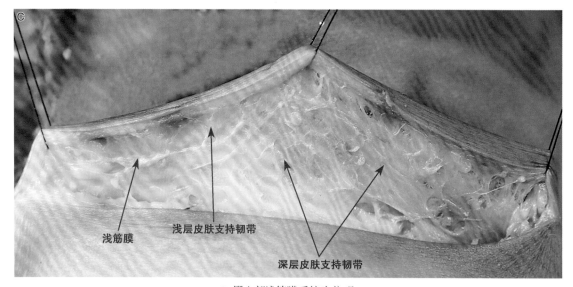

C. 臀上部浅筋膜系统头位观

图 6-7 臀上部水平切面

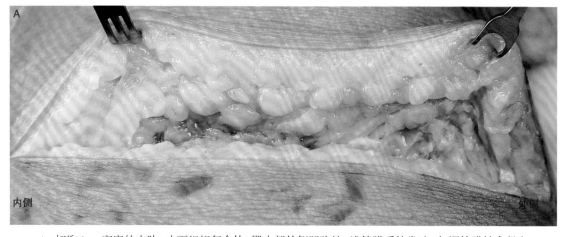

A. 切取 2cm 宽度的皮肤 - 皮下组织复合体,臀中部外侧凹陷处,浅筋膜系统发达,与深筋膜结合紧密

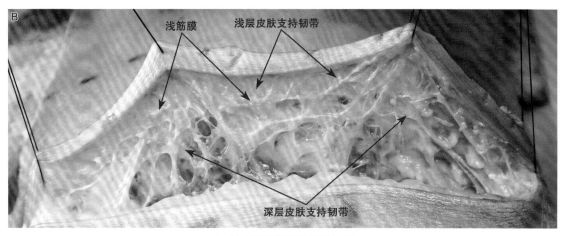

B. 臀中部浅筋膜系统底位观

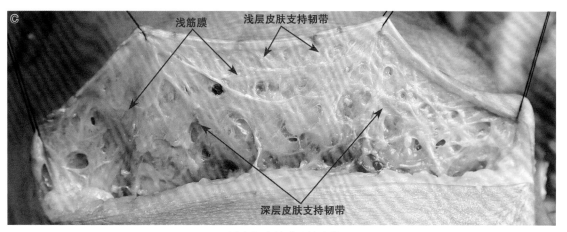

C. 臀中部浅筋膜系统头位观

图 6-8　臀中部水平切面

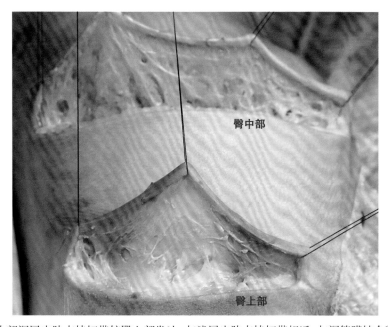

臀中部深层皮肤支持韧带较臀上部发达，与浅层皮肤支持韧带相近，与深筋膜结合紧密

图 6-9　臀上部及臀中部浅筋膜系统

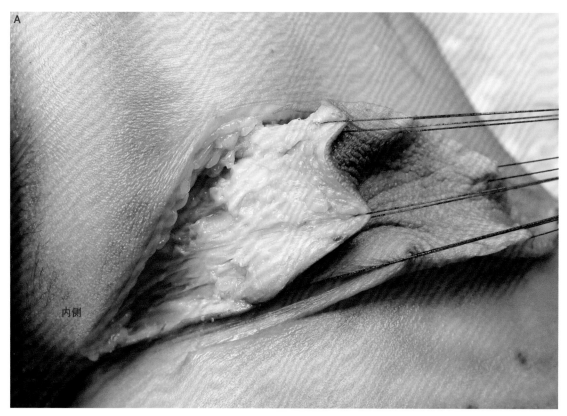

A. 内侧观: 切取三角形纤维化区域的皮肤 - 皮下组织复合体, 去除脂肪组织, 显露致密坚韧的白色纤维组织

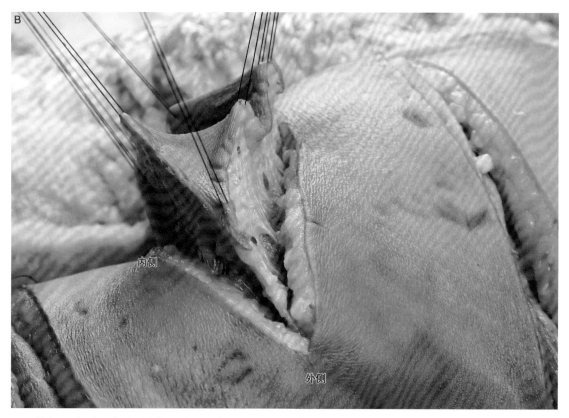

B. 外侧观: 切取三角形纤维化区域的皮肤 - 皮下组织复合体, 去除脂肪组织, 显露致密坚韧的白色纤维组织

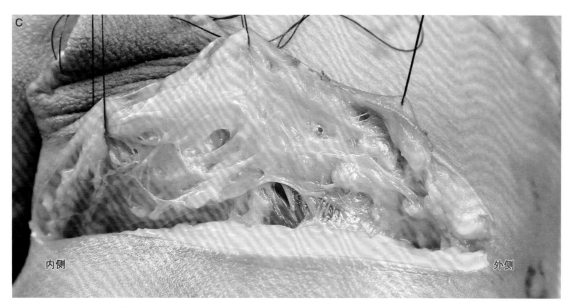

C. 底位观：即近臀下皱襞处，内侧区脂肪较少，无明显分层，韧带起自坐骨结节，止于皮肤，外侧区脂肪组织较多，可见浅筋膜分为浅、深两层

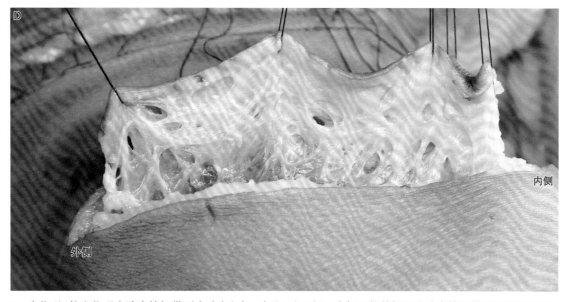

D. 头位观：较底位观皮肤支持韧带更为致密坚韧，脂肪组织更少，内侧区较外侧区皮肤支持韧带更为致密坚韧

图6-10 坐骨结节区水平切面

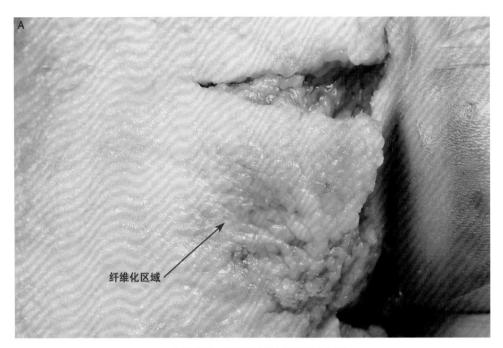

A. 去除皮肤,可见坐骨结节纤维化区域

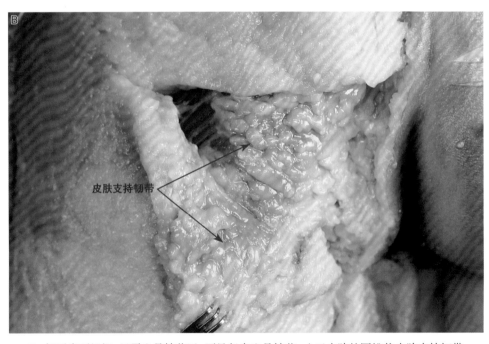

B. 切开皮下组织,显露坐骨结节区,可见起自坐骨结节、止于皮肤的圆锥状皮肤支持韧带

图6-11　坐骨结节区

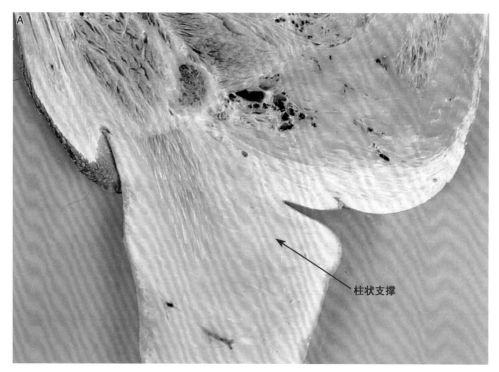

柱状支撑

A. 正中线旁 4cm, 大腿内侧脂肪柱状支撑

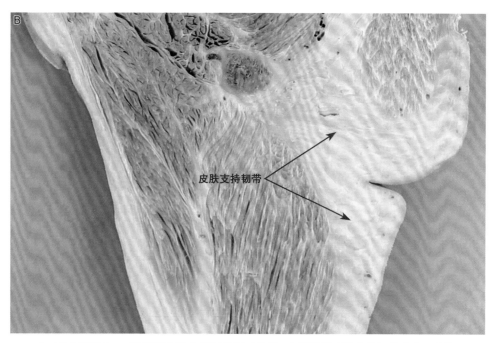

皮肤支持韧带

B. 正中线旁 8cm, 臀下部皮肤支持韧带呈三角形, 大腿后侧皮肤支持韧带垂直于皮肤

图 6-12　臀下皱襞矢状切面

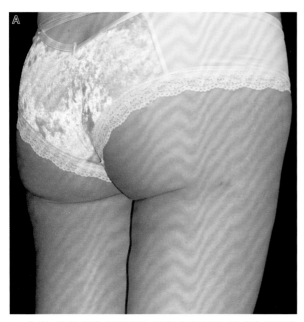

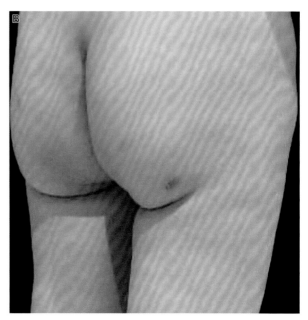

A. 中度：柱状支撑力量减弱，臀部中度下垂，形成位置下移的新的臀下皱襞

B. 重度：柱状支撑力量明显减弱，臀部重度下垂，臀下部失去原有半圆形弧线，原有臀下皱襞隐约可见，新臀下皱襞较深

图 6-13　大腿后内侧过度抽吸

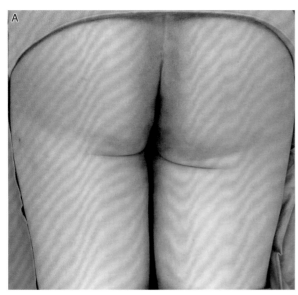

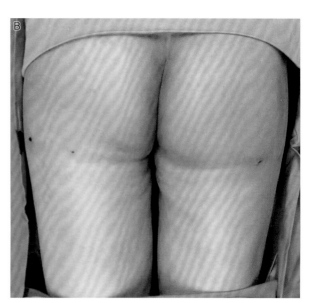

A. 原有臀下皱襞隐约可见，其下可见较深的新臀下皱襞

B. 注射 100ml 脂肪颗粒，两侧新臀下皱襞消失

图 6-14　大腿后内侧过度抽吸矫正（俯卧位）

三、臀部深层解剖

（一）深筋膜

1. 臀肌筋膜　臀肌筋膜包裹臀大肌和阔筋膜张肌。臀大肌筋膜是典型的肌外膜性筋膜,而非腱膜性筋膜,呈菲薄透明状,附着在肌内隔上,与深层脂肪组织结合紧密。臀大肌筋膜在臀中肌和臀大肌之间形成滑动平面,使之自主活动。臀肌筋膜浅层近端与胸腰筋膜浅层相连,而深层则与髂嵴骨膜相连;远端与阔筋膜和髂胫束相连;内侧附着在骶骨和尾骨的骨膜周围。

2. 臀中肌筋膜　臀中肌筋膜为薄结缔组织层。臀中肌和臀大肌之间可见脂肪组织。臀中肌筋膜的一部分与臀大肌筋膜合并形成髂胫束,部分延续到股骨的骨膜;近端附着于髂骨及骶骨。未被臀大肌覆盖的臀中肌筋膜变厚,纤维变多（图 6-15）。

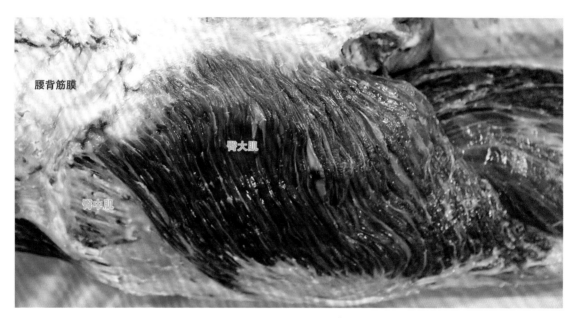

图 6-15　臀部深筋膜

3. 其他　梨状肌筋膜、闭孔肌筋膜由非常薄的纤维层组成,纤维层牢固地附着在下面的肌肉上。梨状肌筋膜包裹坐骨神经。

臀部深筋膜为肌外膜性筋膜,菲薄、容易穿透,注射时要谨慎,以免损伤深部血管。

（二）臀部肌肉及其筋膜室

臀部肌肉浅层为臀大肌和阔筋膜张肌。臀大肌起自臀中肌、髂外肌、竖脊肌筋膜及骶骨下背侧、尾骨外侧和骶结节韧带,止于髂胫束和股骨近端。臀大肌为强有力的股骨伸肌,是决定臀部围度和形状的最重要肌肉,支配神经为臀下神经。

臀部肌肉中层为臀中肌、梨状肌、闭孔内肌和股方肌。臀中肌起自髂骨外侧,止于外侧大转子,由臀上神经支配。梨状肌起自骶骨前,止于大转子上内侧缘,由 L_5、S_1 和 S_2 分支支配。梨状肌是臀肌神经、血管和坐骨神经的标志。臀部假体植入应位于梨状肌浅面。

臀部肌肉深层为臀小肌和闭孔外肌。臀小肌起自髂骨外表面,止于大转子前外侧。闭孔外肌和臀小肌均由臀上神经支配。臀上动脉和神经穿经梨状肌上孔,走行于臀中肌和臀小肌之间的平面。

臀部有 3 个具有明确间隔的肌筋膜室:臀大肌筋膜室、臀中肌 - 小肌筋膜室及阔筋膜张肌筋膜室。臀大肌筋膜室的边界,上为髂嵴,外侧为髂胫束,内侧为骶骨、尾骨和骶结节韧带深筋膜。臀中肌 - 小肌筋膜室上界为臀深筋膜和阔筋膜张肌筋膜室,外侧为髂胫束,深面为髂骨,大多数重要的神经、血管结构都位于此室。阔筋膜张肌筋膜室由阔筋膜和髂胫束组成。臀中肌 - 小肌筋膜室内容物增加,出血和血肿形成都可能增加筋膜室内压,超出安全范围,可发生罕见的骨 - 筋膜室综合征,导致肌内坏死、神经变性。

(三)血管和神经

臀部血管和神经有通过梨状肌上孔的臀上动、静脉和臀上神经;通过梨状肌下孔的坐骨神经,股后皮神经,臀下动、静脉,臀下神经,阴部内动、静脉,阴部神经。臀部皮神经有臀上皮神经、臀中皮神经、臀下皮神经及髂腹下神经等。

坐骨神经是人体最大的神经,起源于 $L_4 \sim S_3$ 神经根的骶丛。在臀部仅发出至髋关节的一支分支。坐骨神经通过梨状肌下方的坐骨大孔离开臀部,进入大腿后侧,在腘间隙上方分裂为腓总神经和胫神经。坐骨神经的压迫或损伤表现为大腿后室肌肉、小腿和足部的所有肌肉功能丧失,小腿和足外侧及足底和足背的感觉丧失。坐骨神经及其主要分支受梨状肌变异的影响。自体脂肪移植可造成坐骨神经轴索损伤。

四、臀部脂肪整形注意事项

中国女性臀部大多不丰满,臀部塑形主要是抽吸髂腰部、大腿后外侧脂肪等影响臀部形态的区域,臀下皱襞下方的大腿后侧脂肪应谨慎抽吸,以免造成臀下皱襞下移、臀部下垂。臀部丰满者可抽吸深层脂肪组织,应谨慎抽吸浅层脂肪组织,骶部 V 形浅窝大多需要抽吸浅层脂肪组织,骶三角区为抽吸禁忌区。臀部脂肪抽吸应轻柔纵向抽吸,以减少对浅筋膜系统的损伤。

臀部脂肪移植常见区域是臀部外侧凹陷区域,该区为黏着区域,注射层次为深层脂肪组织区域。增加臀部后突也是臀部脂肪移植的常见原因,进针点建议在臀间沟上缘,注射层次主要为皮下脂肪层,行放射状扇形均匀注射,以深层脂肪组织区域为主,浅层脂肪组织区域适量注射小颗粒脂肪。臀部需要大容量脂肪注射时,可少量(20% ~ 30%)注射于外侧臀大肌的筋膜室。注射针管平行于骶骨平面,与皮肤面的角度小于 30°,以避免注射太深。臀部注射危险区域呈三角形,顶点为臀间沟上缘第一骶椎处,下缘为两侧臀下皱襞内 2/3,侧面连线经过坐骨结节(图 6-16)。该区域的深层不要注射移植物,以免损伤或压迫臀部血管。

臀部脂肪移植近年来呈上升趋势,严重并发症的发生率也逐年增高,已有数十例死亡病例的报道,原因是创伤导致的大颗粒脂肪栓塞。最可能的机制是直接注射入梨状肌上、下孔附近的臀上静脉 / 臀下静脉或相关的迂曲静脉,其他可能的机制是局部压力增大,将脂肪压入破损的静脉中,导致严重脂肪栓塞。其特征是全身脂肪栓塞和心肺并发症,不同于脂肪抽吸术所发生的轻微脂肪栓塞综合征。

预防策略包括避免将脂肪注射到深层肌肉层,注射时保持针管平行于臀部表面,以及使用 4.1mm 或更大的针管进行注射。Rosique RG 等近期将之总结为“巴西”(BRAZIL——blunt, retrograde, abundant, zone, implant, larger)安全措施,以避免患者死亡。

B:钝性(blunt),采用内径 3mm 及以上的钝性管,连接低负压注射器。

R:逆行(retrograde),始终在臀间沟最高点的最表浅处进针,放射状逆行注射,轻柔移动以免损伤血管。

A:(血容量)充足(abundant),术后 24 小时内,患者尿量保持在 1 ~ 2ml/(kg•h),保持血容量充足,以便可以稀释吸入的少量脂肪。

Z:(危险)区域(zone),臀部所有主要血管基本位于此区域。应避免注射到危险区域的深层。

I:植入物(implant),消瘦且拒绝多次注射的患者,应在皮下注射脂肪,肌肉下植入假体。

L:多量(larger),首先将大多数脂肪注射于皮下组织,随后将 20% ~ 30% 的脂肪注射于臀部外侧区域的肌肉内,以增加凸度。

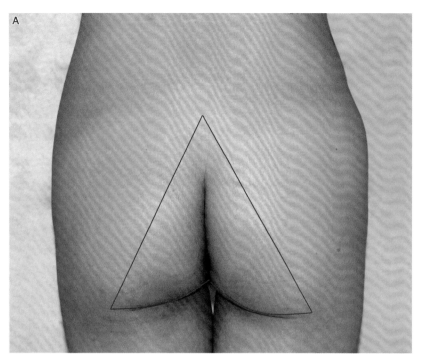

A. 体表标记：呈近锥形，其顶端为第一骶椎，基底为大腿内 2/3 区域的下皱襞

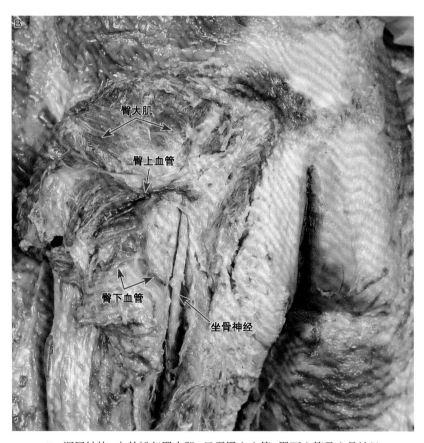

B. 深层结构：向外掀起臀大肌，显露臀上血管、臀下血管及坐骨神经

图 6-16　臀部深层脂肪移植的危险区

第二节 会 阴 部

一、阴阜区

外阴的上缘由阴阜构成。阴阜是位于耻骨联合前的三角形轻度隆起部,由皮肤及较厚的脂肪层所构成;青春期后为阴毛覆盖区域。从正面看,阴阜位于裂缝的上方,上与腹壁、下与大阴唇相连(图 6-17)。

阴阜区皮下脂肪组织分为两层,浅层脂肪组织与腹部浅层脂肪组织相延续,与皮肤结合紧密;深层脂肪组织由纤维隔膜与腹部深层脂肪组织相隔离,较浅层脂肪组织厚(图 6-18)。浅筋膜系统发达,浅

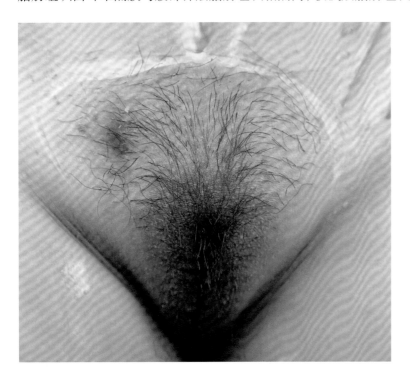

图 6-17 女性阴阜:皮下脂肪组织较厚,呈三角形轻度隆起

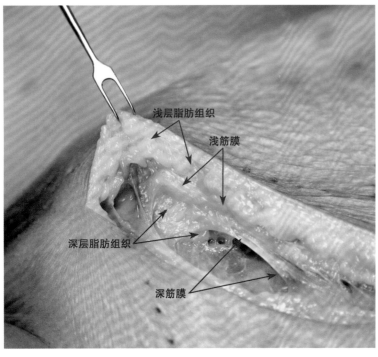

图 6-18 阴阜区浅筋膜系统

层及深层皮肤支持韧带较为致密,与皮肤及深筋膜结合紧密,包裹皮下脂肪组织,形成质韧的脂肪组织垫,且移动性小,起到支撑和减震缓冲的作用(图6-19、图6-20)。阴阜区脂肪组织变化较大,在青春期或体重增加时凸起。随着年龄的增长,阴阜区脂肪萎缩极不明显,加之浅筋膜系统松弛,阴阜区皮下组织凸起悬垂于大阴唇上缘。

　　阴阜区肥厚首选脂肪抽吸术。通过腹股沟韧带处的入口主要抽吸深层脂肪组织,谨慎抽吸浅层脂肪组织,至少保留0.5cm的浅层脂肪组织,以免影响其支撑和减震缓冲的作用。

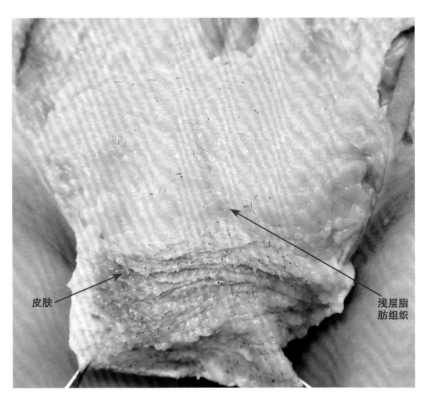

图 6-19　阴阜区浅层脂肪组织与皮肤结合紧密

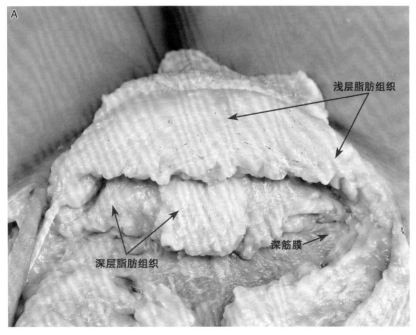

A. 浅筋膜将阴阜区皮下脂肪组织分为深、浅两层

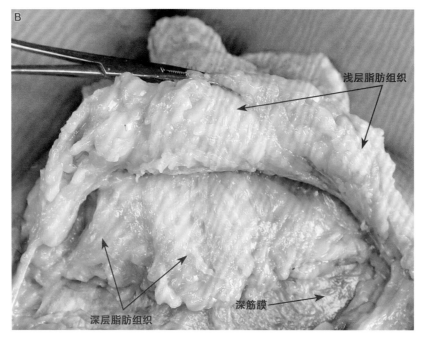

B. 向下掀起浅层脂肪组织及筋膜，可见深层皮肤支持韧带较为致密，与深筋膜结合较紧密

图 6-20   阴阜区深层脂肪组织

二、大阴唇

在胚胎学上，女性大阴唇与男性阴囊同源，是从阴阜向后延伸到会阴区的 2 个皮肤褶皱，前端较宽，向后逐渐变窄；包裹女性生殖器的内部结构，起到机械保护和闭合阴道的功能；其内面光滑，外侧面生有毛发；内含脂肪、结缔组织及静脉丛，创伤后易形成血肿。大阴唇有不同程度的皮下纤维脂肪组织，其血供来自于阴部内动脉的阴唇后动脉和会阴动脉，神经支配来自阴部神经。

大阴唇的形态随年龄变化很大。青年女性大阴唇脂肪组织丰富，浅筋膜系统发达，大阴唇皮肤舒展，质地柔韧（图 6-21）。随着年龄的增长，皮下脂肪组织萎缩，大阴唇尤为明显，呈现松垂状态，但阴阜区脂肪几乎无萎缩（图 6-22）。大阴唇的闭合功能丧失会降低对阴道的机械保护作用，导致易患炎症，特别是念珠菌感染。丰满、光滑的大阴唇遮盖小阴唇，可以使女性生殖器呈现更年轻的外观。

脂肪萎缩者，可使用自体脂肪注射移植，若伴有阴唇部皮肤过多，可同时切除皮肤。注射针管入口位于两侧大阴唇上缘上方阴阜区，以确保注射于大阴唇的整个长度。采用钝性或锐性注射针管多点多层次注射脂肪颗粒；注射层次不宜过深，位于海绵体肌的浅面，以免损伤走行于坐骨海绵体肌与球海绵体肌之间的阴唇后动脉和会阴动脉（图 6-23）。大阴唇脂肪移植的存活率较低，仅为 30%～40%，一般需要多次注射。

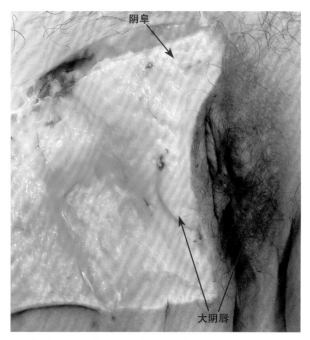

右侧会阴部向外掀起皮肤，可见大阴唇脂肪组织丰富，浅筋膜系统发达，大阴唇皮肤舒展，质地柔韧。

图 6-21   青年女性大阴唇

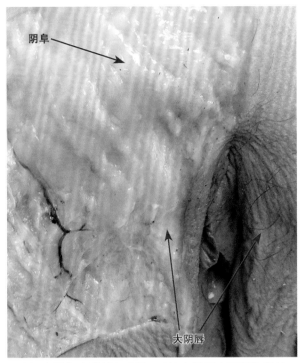

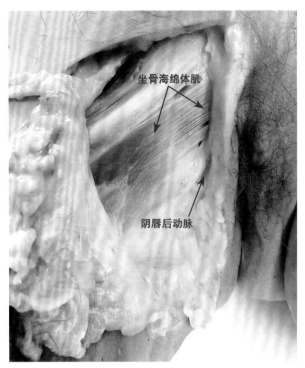

右侧会阴部向外掀起皮肤,可见大阴唇皮下脂肪明显萎缩,呈现松垂状态,但阴阜区脂肪几乎无萎缩。

图6-22 老年女性大阴唇

图6-23 大阴唇深层结构

三、阴茎

阴茎被覆软组织分为五层:阴茎皮肤、阴茎筋膜浅层、阴茎筋膜下组织、阴茎筋膜深层及白膜。阴茎皮肤从体部向前延伸,在阴茎头部向内反折,形成筒状的双层皮肤皱襞,包在阴茎头上,称为包皮。阴茎皮肤薄而柔软,色素沉着丰富,有明显的伸缩性,加之其良好的扩展性,可适应阴茎勃起功能,但也容易发生水肿。阴茎皮下无脂肪组织,阴茎筋膜浅层或阴茎浅筋膜与邻近的浅筋膜层(阴囊肉膜和下腹部 Scarpa 筋膜)相延续,向后延伸为 Colles 筋膜,覆盖坐骨海绵体肌、球海绵体肌。阴茎筋膜浅层较薄,呈透明状,与皮肤结合较为紧密;其深面为疏松纤维组织,活动度较大,包含阴茎浅动脉及背浅静脉,注射时应避免损伤血管。阴茎筋膜下组织深层是阴茎深筋膜,为致密的结缔组织,由纵向走行的纤维组成,包裹阴茎及尿道海绵体,并牢牢地附着在其深层的白膜上。阴茎背深静脉位于其深面。阴茎深筋膜近端延伸为阴茎悬韧带,远端延伸至冠状沟。

阴茎的根部由漏斗状韧带和悬韧带支撑。漏斗状韧带是浅表悬韧带,由下腹壁的白线形成一层疏松的纤维层,在阴茎基部的两侧横向延伸,并与阴囊隔相接。悬韧带将白膜附着在耻骨联合上。

阴茎深筋膜的深面为白膜。白膜是由弹性纤维组织和胶原纤维组成的致密的筋膜结构,包裹三条海绵体,左右阴茎海绵体之间形成中隔。阴茎海绵体白膜为双层结构,内层包裹并支撑海绵组织,外层覆盖阴茎海绵体和尿道海绵体。导静脉穿行其间,外层在勃起时对导静脉具有压迫作用。不同部位的白膜强度和厚度有明显差异,白膜在腹侧变得更厚,形成阴茎海绵体沟。腹侧中央区域白膜外层缺如,仅有内层(图6-24)。

阴茎的脂肪整形手术包括阴茎延长及阴茎增粗。抽吸阴阜区脂肪可增加阴茎长度,脂肪注射则可增加阴茎围度。注射进针点在阴茎解剖位包皮内外板交界区的3、5、7 和 9 点钟处,应避免注射尿道区域(11~13 点钟)。将脂肪注射到阴茎筋膜浅层的浅面及深面,由阴茎远端开始一直延伸到阴茎根部,多点、多层次均匀注射,但阴茎筋膜浅层浅面不易注射(图6-25、图6-26)。

　　由于脂肪颗粒难以固定、性生活损伤脂肪细胞等原因，阴茎脂肪注射后的脂肪颗粒存活率欠佳。脂肪不均匀的吸收，可形成不规则的脂肪结节团块等畸形外观，即使多次注射亦难以达到平整光滑的外观。

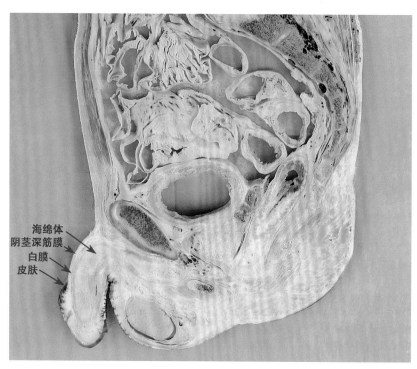

海绵体
阴茎深筋膜
白膜
皮肤

图 6-24　阴茎矢状切面

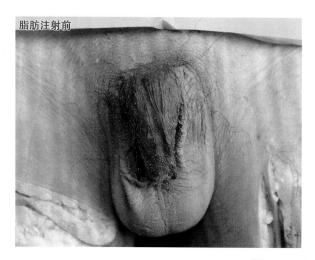

脂肪注射前

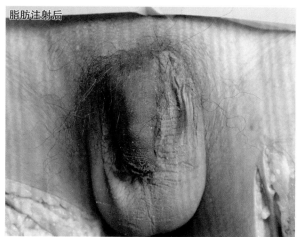

脂肪注射后

图 6-25　阴茎脂肪注射

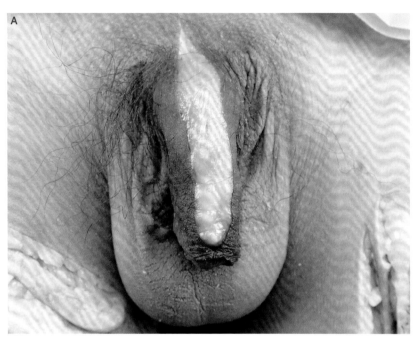

A. 切开皮肤，可见脂肪颗粒大多位于阴茎筋膜浅层的深面

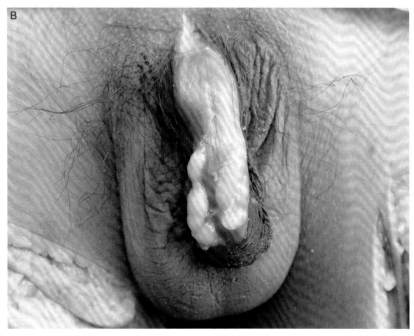

B. 切开阴茎筋膜浅层，显露脂肪颗粒

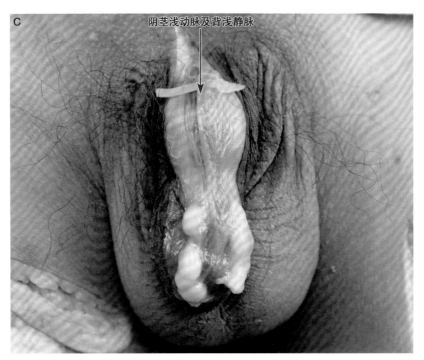

C. 切开阴茎筋膜浅层，显露阴茎浅动脉及背浅静脉

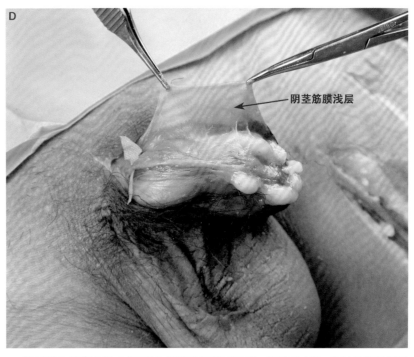

D. 提起阴茎筋膜浅层，可见阴茎筋膜浅层薄而透明，其深面疏松，注射的脂肪颗粒大多位于此层面

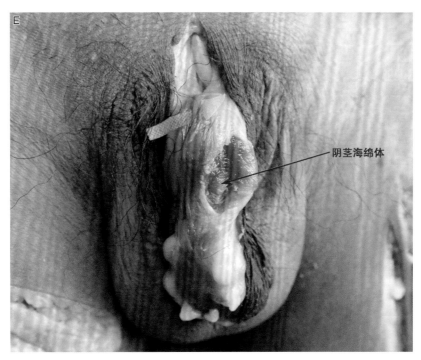

E. 切开白膜，显露阴茎海绵体

图 6-26 阴茎注射层次

参 考 文 献

[1] WONG W W, MOTAKEF S, LIN Y, et al. Redefining the ideal buttocks: A population analysis[J]. Plast ReconstrSurg, 2016, 137(6): 1739-1747.

[2] CUENCA-GUERRA R, QUEZADA J. What makes buttocks beautiful? A review and classification of the determinants of gluteal beauty and the surgical techniques to achieve them[J]. Aesthetic Plast Surg, 2004, 28(5): 340-347.

[3] KLEIN J A. Tumescent Technique: Tumescent Anesthesia &Microcannular Liposuction[M]. St Louis: Mosby Inc, 2000: 392.

[4] RAMON CUENCA-GUERRA R, LUGO-BELTRAN I. Beautiful Buttocks: Characteristics and Surgical Techniques[J]. Clin Plastic Surg, 2006, 33(3): 321-332.

[5] DA ROCHA R P. Surgical Anatomy of the Gluteal Region's Subcutaneous Screen and Its Use in Plastic Surgery[J]. Aesth PlastSurg, 2001, 25(2): 140-144.

[6] ILLOUZ Y G. Surgical implications of "fixed points": a new concept in plastic surgery[J]. Aesth Plast Surg, 1989, 13(3): 137-144.

[7] CENTENO R F, SOOD A, YOUNG V L. Clinical Anatomy in Aesthetic Gluteal Contouring[J]. Clin Plastic Surg, 2018, 45(2): 145-157.

[8] GONZALEZ R. Etiology, definition, and classification of gluteal ptosis[J]. Aesthetic Plast Surg, 2006, 30(3): 320-326.

[9] RAMOS-GALLARDO G, OROZCO-RENTERÍA D, MEDINA-ZAMORA P, et al. Prevention of Fat Embolism in Fat Injection for Gluteal Augmentation, Anatomic Study in Fresh Cadavers[J]. J InvestigSurg, 2018, 31(4): 292-297.

[10] ROSIQUE R G, ROSIQUE M J. Deaths caused by gluteal lipoinjection: What are we doing wrong?[J]. Plast Reconstr-Surg, 2016, 137(3): 641e-642e.

[11] ROSIQUE R G, ROSIQUE M J. Augmentation Gluteoplasty: A Brazilian Perspective[J]. PlastReconstrSurg, 2018, 142(4): 910-919.

[12] GRESS S. Aesthetic and Functional Labiaplasty[M]. Gewerbestrasse: Springer International Publishing AG, 2017: 95-114.

[13] TRIANA L, BANWELLP E. Augmentation of the Labia Majora With Fat Grafting[M]//Hamori C A, BanwellP E,

Alinsod R. Female Cosmetic Genital Surgery：Concepts，Classification，and Techniques. New York：Thieme Medical Publishers，2017：113-124.

［14］MACLENNAN G T. Hinman's Atlas of UroSurgical Anatomy［M］. 2nd ed. Philadelphia：Saunders, an imprint of Elsevier Inc, 2012：305-344.

［15］PANFILOV D E. Augmentative phalloplasty［M］. Aesth Plast Surg, 2006, 30：183-197.

［16］PARK N C, KIM S W, MOON D G. Penile Augmentation［M］. Heidelberg：Springer-Verlag Berlin, 2016：27-32.

第七章 下　肢

第一节 大　腿

一、概述

大腿外侧皮肤较厚，与皮下组织结合紧密，其真皮结缔组织95%为胶原纤维，乳头层真皮的胶原蛋白呈编织网状，网状层真皮的胶原纤维较厚，纤维平行排列，并呈多方向交织。因而具有不同的再牵引水平和更好的皮肤再适应性，抽吸术后皮肤回缩性良好。反之，大腿内上侧的皮肤较薄，抽吸术后皮肤回缩性较差。而大腿前、后侧的皮肤介于前两者之间，抽吸术后皮肤回缩性较好。

大腿浅层脂肪组织较厚，脂肪小叶小，结构均一；深层脂肪组织则厚薄不一，女性深层脂肪组织主要蓄积于大腿外侧、大腿内上部、膝内侧及大腿后侧（图7-1）。整个下肢均有明显的浅筋膜，大腿不同区域的浅筋膜系统致密度及坚韧度有显著差异（图7-2）。此外，浅筋膜附着在关节周围、胫骨嵴、大腿前部的中线和小腿腓肠肌隔膜上的深筋膜上，因而形成大腿独有的形态。在膝盖前面，浅筋膜部分黏附在深筋膜上，形成一个潜在间隙——髌前囊。

大腿的浅筋膜类似于Scarpa筋膜，将深、浅层脂肪组织分隔开，并发出纤维带与深部的肌肉筋膜相连，在某些区域纤维连接带较为密集，浅层脂肪组织与深部肌肉筋膜附着，加之该区域的深层脂肪组织菲薄或缺如，而浅层脂肪组织及其上方的真皮较薄，抽吸时容易出现凹凸不平，称为黏着区域（the zones of adherence），包括臀下皱襞、臀外侧切迹、大腿内中部、大腿后侧远端、髂胫束的外下区域及脊柱区、胸骨前区、腹股沟区等（图7-3）。

所有主要的浅表血管和神经均走行于浅筋膜内。例如，浅筋膜系统包裹大隐静脉，形成特定的

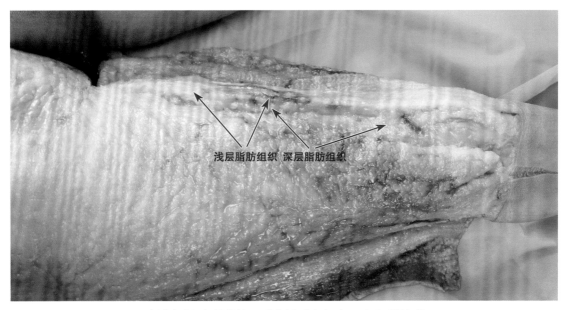

浅层脂肪组织结构均一，深层脂肪组织由上至下逐渐变薄

图 7-1　大腿皮下脂肪

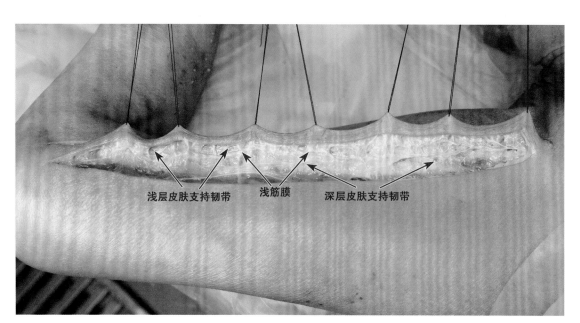

可见明显的浅筋膜，浅层皮肤支持韧带较致密，深层皮肤支持韧带区域性差异较大

图 7-2 大腿浅筋膜系统

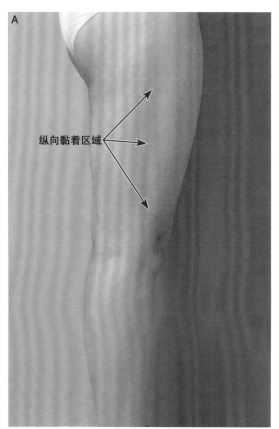

A. 大腿外侧髂胫束纵向黏着区域

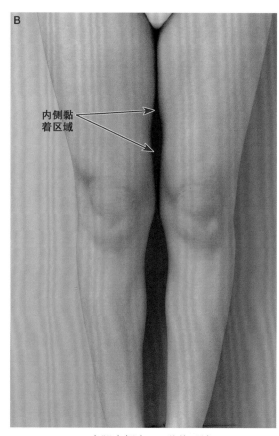

B. 大腿内侧中 1/3 黏着区域

图 7-3 大腿黏着区域

血管筋膜室,浅筋膜与静脉外壁有结缔组织连接,通过深层皮肤支持韧带与深筋膜相连,保持血管开放并保护血管。血管筋膜室将隐静脉室与深层肌肉筋膜分隔开。大隐静脉的分支走行于浅层脂肪室的间隔之间,但没有形成特定的血管筋膜室。小隐静脉及下肢所有主要的浅静脉均有相同的结构。

大腿有两组形态及走行迥异的浅表淋巴管。一组为大腿局部淋巴管,紧邻真皮下静脉深面,管壁较薄。另一组为大腿前内侧淋巴管束,其管壁较厚,位于大隐静脉周围,收集大腿前侧的淋巴回流,位于浅、深筋膜之间的深层脂肪组织中,由下至上逐渐深行,直至汇入腹股沟淋巴结。大腿前内侧脂肪抽吸应避免过度损伤前内侧淋巴管束,以免造成淋巴液渗漏,若处理不当,其外周囊壁纤维化,可形成淋巴囊肿。

肿胀液可减少皮肤下组织中由抽吸引起的局部剪切力,从而减少淋巴管及血管的撕脱。干性技术可能会增加对浅表淋巴管的损伤。此外,根据下肢淋巴管的走行方向,纵向抽吸与水平抽吸相比,淋巴管损伤的程度较低。膝关节等区域淋巴管较为密集,应尽量避免广泛的水平抽吸。

下肢阔筋膜较强壮,为白色层状结缔组织,是腱膜性深筋膜,平均厚度为1mm(图7-4)。阔筋膜是由两层或三层纤维层形成的腱膜筋膜,每层的胶原纤维走向不同,一般为纵向和斜向,横向少见。该类纤维走向,能够适应腿部纵行肌肉的体积变化,同时将臀部、大腿及膝部约束为一体。

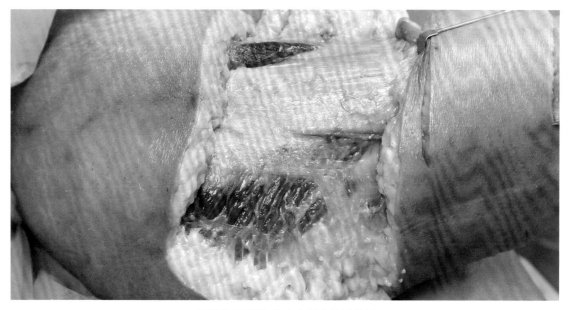

腱膜性深筋膜,为白色层状结缔组织

图7-4 阔筋膜

二、分区解剖

大腿是脂肪整形的常见部位,其形态和轮廓的美学目前尚无共识,但流畅的弧度、修长的形态及两腿适宜的间距均是下肢不可或缺的美学指标。由于大腿不同区域功能的差异,不同区域的皮肤、脂肪组织、浅筋膜系统及深筋膜的解剖特点迥异,因而对不同区域的塑形技术应有的放矢。

大腿脂肪整形亚单位分为八个区域:①内上区域;②内中区域;③内下区域;④前侧区域;⑤后上外侧区域;⑥外侧中下区域;⑦后上内侧区域;⑧后中下区域(图7-5)。

(一)内上区域

内上区域皮肤较薄,肤色较深,伸展性差,肥胖者常出现萎缩纹(striae atrophicae),原因是皮肤弹力纤维脆弱,过度伸张使之断裂形成萎缩纹。肥胖者此区域易摩擦,造成皮肤红肿、糜烂。大腿的浅层脂肪组织较为均一,区域性差异较小。该区域可见明显的浅筋膜,呈白色片状结构。浅筋膜向浅面垂直发出较为质韧、密集的浅层皮肤支持韧带,将浅层脂肪组织包裹为立柱状结构。内上区域是女性深层脂肪组织常见的储集区域,是大腿深层脂肪组织最厚的区域之一,深层脂肪组织中下部可见血管走行。深层皮肤支持韧带呈半透明状,由远至近,逐渐薄弱,近腹股沟处最为薄弱;斜行或平行于浅筋膜,将深层脂肪组织分隔为扁平状,其与深筋膜的结合亦由远至近逐渐松散,在近腹股沟处最为松散,故该区域是大腿皮肤-皮下组织复合体活动性最大的区域(图 7-6、图 7-7)。肌肉收缩与否对皮肤-皮下组织复合体的活动性几乎没有影响。该区域深层脂肪组织减少时,容易出现皮肤松弛。大隐静脉位于深筋膜浅面,由浅筋膜系统包裹形成特定的血管筋膜室,与深层肌肉筋膜结合松散(图 7-8)。大腿内侧面阔筋膜较薄,髂耻窝处称为筛筋膜,易与深层肌肉分离,有大隐静脉等血管和神经穿出,与浅筋膜系统结合松散。

　　大腿内上区域皮肤-皮下组织复合体的活动性可在下肢外展时提供足够的伸展性。大腿近端起始部,两腿上段之间应该有一个明显的"菱形透光区"。菱形的上边缘为最内侧的臀下皱襞,下边缘为股内侧;远端的股内侧形成轻微的凸形。

　　大腿内上区域主要抽吸深层脂肪组织,尤其是大腿近端起始部,最终形成"菱形透光区"。此外,应常规浅层抽吸,促进皮肤回缩,以避免抽吸后大腿内上区域皮肤松垂。

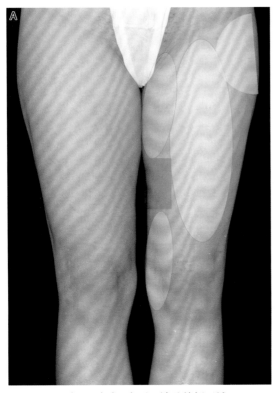

A. 内上、内中、内下区域及前侧区域

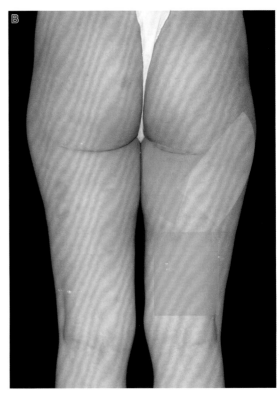

B. 后上内侧、后上外侧区域及后中下区域

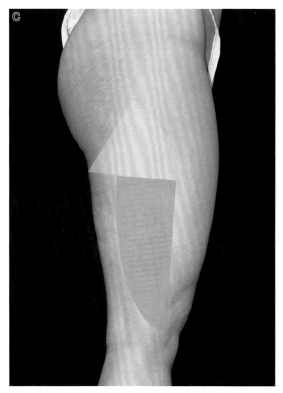

C. 后上外侧及外侧中下区域。黄色为脂肪堆积区域,红色为黏着区域

图 7-5　大腿分区

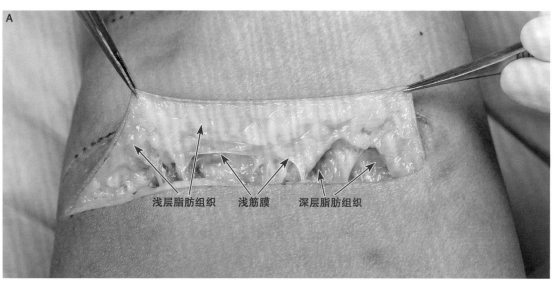

浅层脂肪组织　　浅筋膜　　深层脂肪组织

A. 水平切面:皮肤较薄,可见明显的浅筋膜,深层脂肪组织较厚

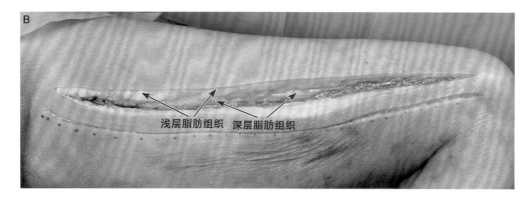

B. 矢状切面：浅层脂肪组织结构均一，深层脂肪组织由上至下逐渐变薄，呈多层片状结构

图 7-6　大腿内上区域皮下脂肪组织

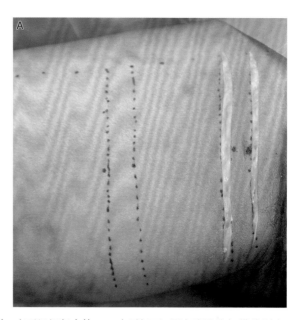

A. 皮肤 - 皮下组织复合体 2cm 水平切面：距离腹股沟韧带分别为 2cm、8cm

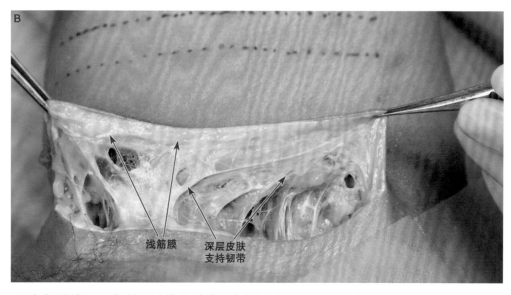

B. 距离大腿根部 2cm 水平切面头位观：完全去除脂肪组织，可见深层皮肤支持韧带斜行或平行于浅筋膜

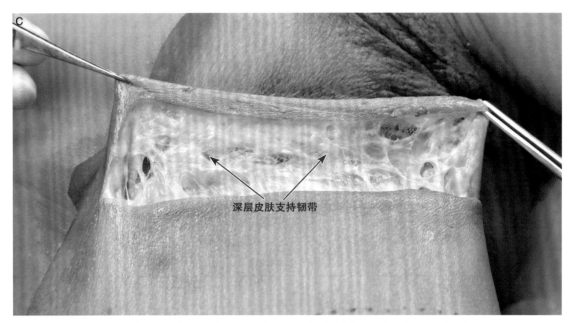

C. 距离大腿根部 2cm 水平切面底位观: 可见深层皮肤支持韧带呈半透明状

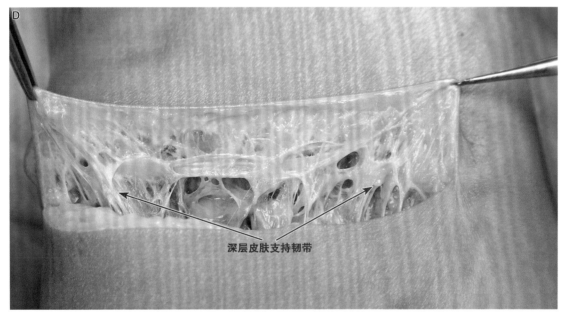

D. 距离大腿根部 8cm 水平切面头位观: 完全去除脂肪组织, 可见深层皮肤支持韧带较近端发达, 与深筋膜结合略紧密

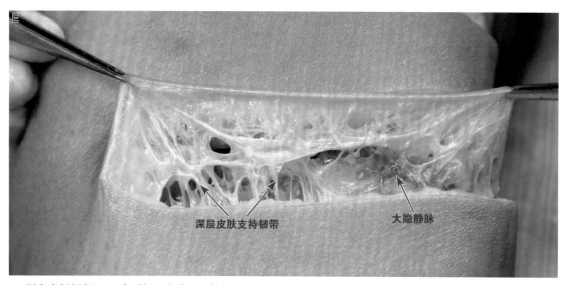

E. 距离大腿根部 8cm 水平切面底位观：完全去除脂肪组织，深层皮肤支持韧带与深筋膜结合较近端紧密，中有血管穿行，被浅筋膜系统包裹

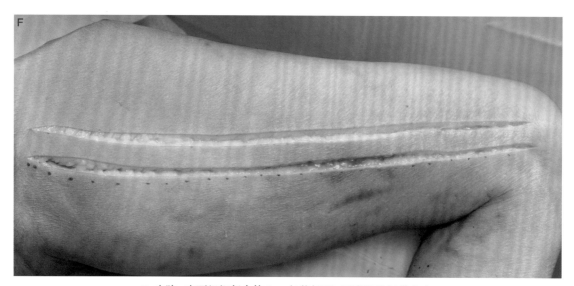

F. 皮肤 - 皮下组织复合体 2cm 矢状切面：经腹股沟韧带中点

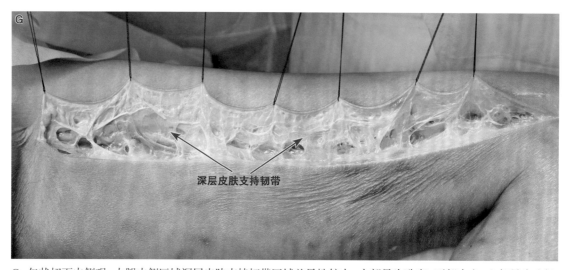

G. 矢状切面内侧观：大腿内侧区域深层皮肤支持韧带区域差异性较大，中部最为致密，下部次之，上部最为疏松

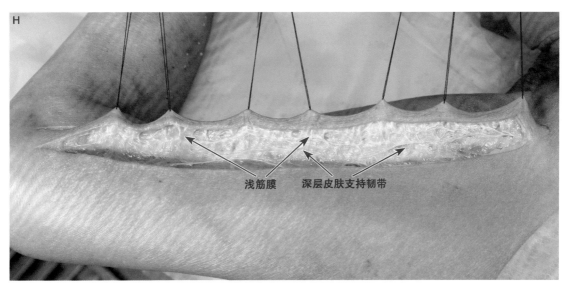

H. 矢状切面外侧观：浅层皮肤支持韧带结构均一，深层皮肤支持韧带有区域性差异

图 7-7　大腿内上区域浅筋膜系统

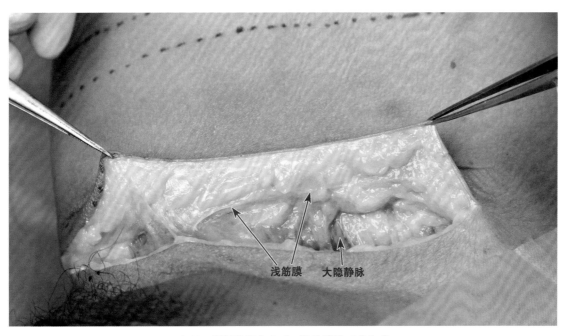

走行于深层脂肪组织中，被浅筋膜系统包裹

图 7-8　大隐静脉

（二）内中区域

内中区域皮肤较内上区域厚，肤色正常，极少出现萎缩纹。皮下脂肪以浅层脂肪组织为主，浅筋膜向浅面垂直发出质韧密集的浅层皮肤支持韧带，将之包裹为立柱状结构。由内向外深层脂肪组织逐渐减少，但深层皮肤支持韧带多而致密，与深筋膜结合紧密（图 7-9、图 7-10）。阔筋膜在大腿前内侧中 1/3 区域形成腱膜性隧道——收肌管（Hunter 管）。内有股动脉、股静脉、隐神经、股内侧肌支、膝最上动脉等走行。收肌管位于大腿前部和内侧隔室之间，由阔筋膜覆盖，从股内侧延伸，横跨股血管至长收肌、大收肌。股动静脉经由收肌腱裂孔穿出，延伸为腘动静脉。收肌腱裂孔是大收肌肌腱止于股骨内上髁上方的收肌结节，与股骨之间形成裂孔称收肌腱裂孔，结构致密，易压迫股动脉和股静脉（图 7-11）。该

区阔筋膜称为股内收肌筋膜,与浅筋膜系统及皮肤结合紧密,使之不易移动,减少了皮肤、浅筋膜系统过度运动导致收肌腱裂孔压迫股动、静脉的可能。

　　由于深筋膜与浅筋膜系统及皮肤结合紧密,大腿内中 1/3 区域呈现隐约的凹形曲线。凹形区即为粘连区,是脂肪抽吸的相对禁忌区,该区域脂肪抽吸后的回缩程度最大,容易加深凹形曲线;此外该区域深层有股动脉等血管穿行,必须避免过深抽吸,以免损伤血管。

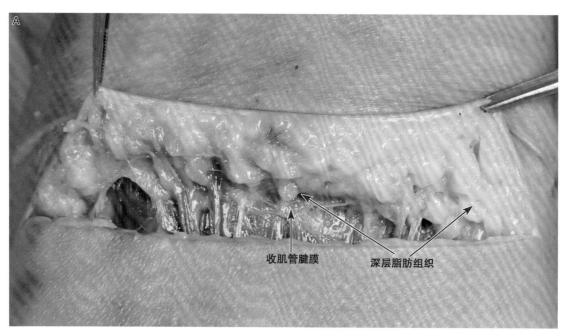

A. 水平切面:深层脂肪组织由内向外逐渐变薄,但与收肌管腱膜结合紧密

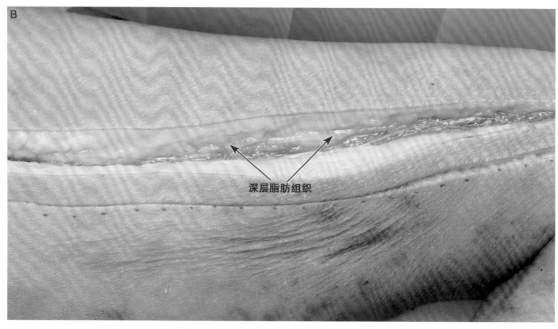

B. 矢状切面:深层脂肪组织由近端至远端逐渐变薄

图 7-9　大腿内中区域皮下脂肪组织

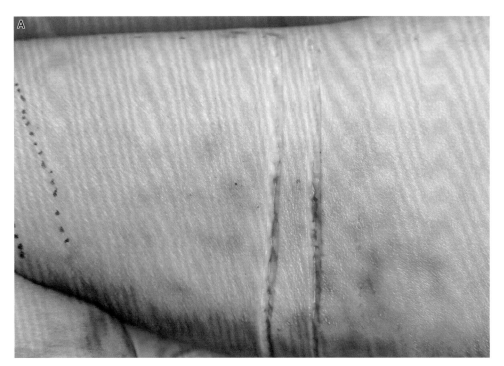

A. 水平切面

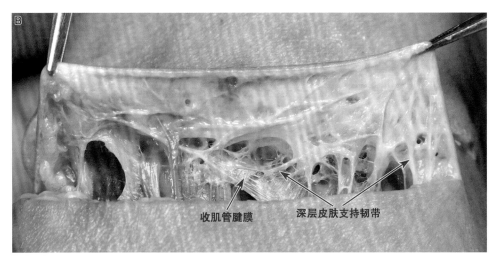

收肌管腱膜　　　深层皮肤支持韧带

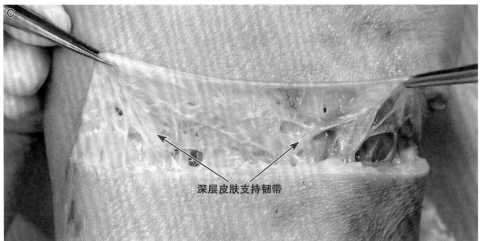

深层皮肤支持韧带

水平切面头位观（B）和底位观（C）：可见深层皮肤支持韧带较为粗大坚韧，与收肌管腱膜结合紧密

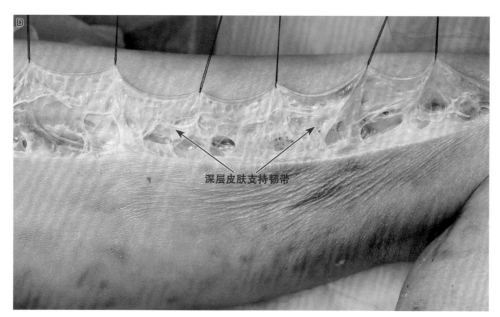

D. 矢状切面内侧观：内中区域深层皮肤支持韧带较为致密

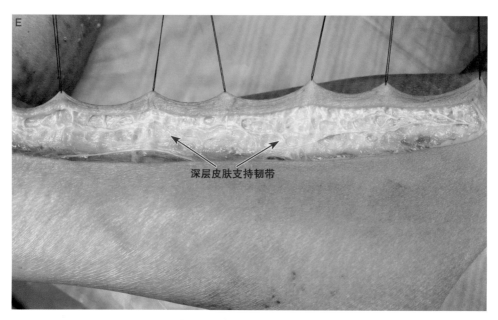

E. 矢状切面外侧观：与深筋膜结合紧密

图 7-10 大腿内中区域浅筋膜系统

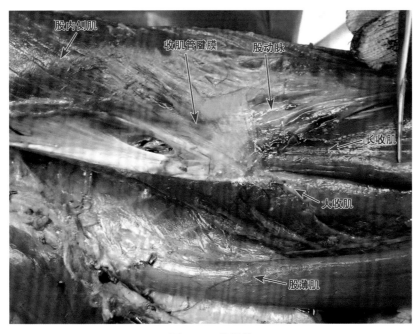

图 7-11 收肌管

（三）内下区域

粘连区之下，大腿呈舒缓的凸形曲线，为股骨和膝部脂肪垫外凸。该区域以浅层脂肪组织为主，深层脂肪组织较薄（图 7-12）。浅筋膜及浅、深层皮肤支持韧带质韧而密集。该区域阔筋膜略厚，与皮肤 - 皮下组织复合体结合紧密（图 7-13）。肌肉收缩时，皮肤 - 皮下组织复合体无活动性。

该区域可以抽吸部分脂肪，由于该区域淋巴管较为密集，应以纵向抽吸为主，尽量避免广泛的水平抽吸。

（四）前侧区域

大腿前侧区域的皮肤 - 皮下组织复合体结构较为均一。皮肤较厚，浅层脂肪组织厚度一致，浅筋膜呈白色片状结构。深层脂肪组织较薄，且由上至下逐渐减少，肥胖者近端深层脂肪组织增多（图 7-14）。浅、深层皮肤支持韧带较内侧发达，近膝关节的下 1/3 区域的浅筋膜系统密集质韧。阔筋膜较薄，与浅筋膜系统结合紧密（图 7-15）。肌肉收缩时，皮肤 - 皮下组织复合体活动性较小。

大腿前侧区域应主要抽吸深层脂肪组织，尽量避免抽吸浅层脂肪组织，至少保留 1cm 皮下浅层脂肪组织，以免形成表面凹凸不平。

（五）后上外侧区域

大腿后上外侧区域是女性深层脂肪组织堆积最常见的区域，可形成"马裤"或"骑士臀"畸形（图 7-16）。髋部脂肪组织与股外侧之间流畅的凸形移行区是女性轮廓的重要组成部分。大腿后上外侧区皮肤较厚，真皮结缔组织 95% 为胶原纤维，皮肤回缩性良好。浅层脂肪组织脂肪小叶小，结构致密。浅筋膜系统极为发达，浅、深层皮肤支持韧带均密集坚韧。深层脂肪组织由内至外呈扇形分布，逐渐增厚，扇形中心区（大腿后侧与上外侧交界区）最厚，即"骑士臀"最凸起的区域，可达浅层脂肪组织厚度的数倍至十余倍（图 7-17、图 7-18），被密集坚韧的深层皮肤支持韧带分隔为立柱状小叶，体积略大于浅层脂肪组织。该区域的浅筋膜系统是最发达的区域之一（图 7-19）。深筋膜由阔筋膜张肌及髂胫束形成，与皮肤 - 皮下组织复合体结合较为紧密，阔筋膜张肌收缩时肌腹横向缩短，皮肤 - 皮下组织复合体几乎无活动性，后侧深筋膜为臀大肌筋膜，与皮肤 - 皮下组织复合体结合略松弛，有较小程度的活动度（图 7-20）。

大腿后上外侧区域脂肪抽吸以深层脂肪组织为主，浅层脂肪组织可以适当抽吸，至少应保留 2cm 厚度的皮下脂肪组织；重点抽吸扇形中央区，扇形上方区域保守抽吸，重点塑形臀部外侧隐约可见的弧形，扇形下方区域逐渐减少抽吸量，使之平滑过渡到大腿中下外侧区域。

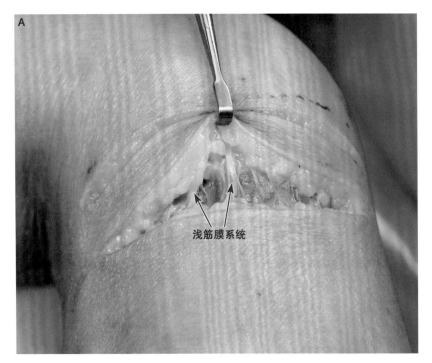

浅筋膜系统

A. 水平切面：以浅层脂肪组织为主，浅筋膜系统与深筋膜结合紧密

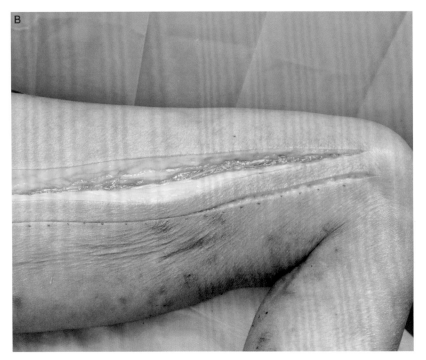

B. 矢状切面：深层脂肪组织菲薄

图 7-12 大腿内下区域皮下脂肪组织

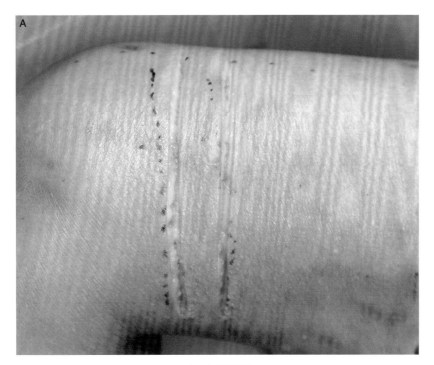

A. 水平切面

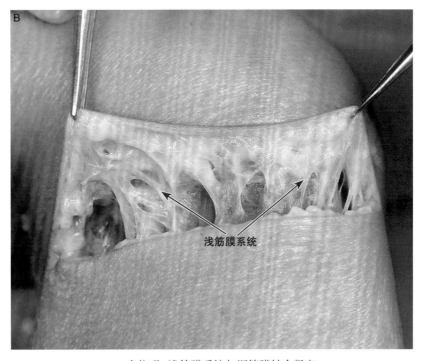

B. 头位观：浅筋膜系统与深筋膜结合紧密

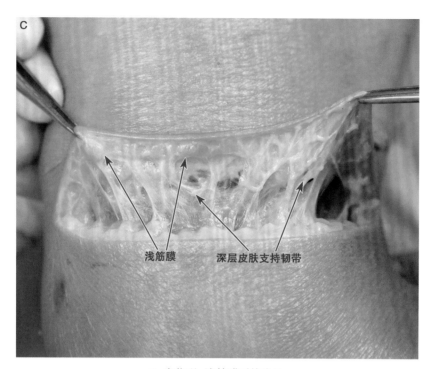

浅筋膜　　　　　　　　深层皮肤支持韧带

C. 底位观：浅筋膜系统发达

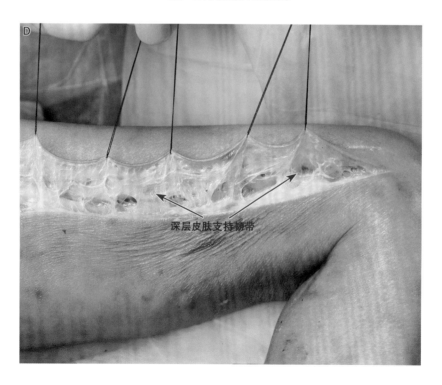

深层皮肤支持韧带

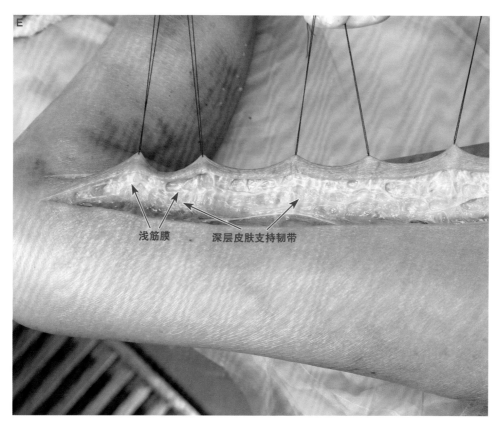

D、E. 矢状切面内侧观（D）、外侧观（E）：深层皮肤支持韧带与深筋膜结合较内中区域略显疏松

图 7-13　大腿内下区域浅筋膜系统

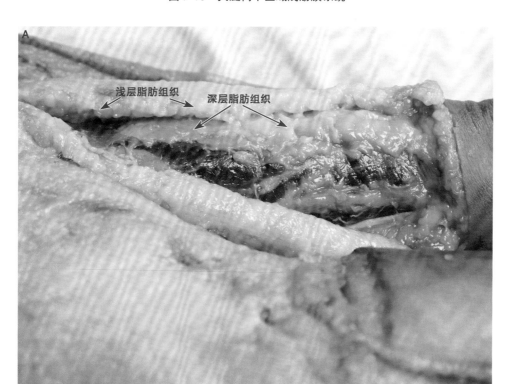

A. 去除皮肤，显露脂肪，左侧大腿切开浅层脂肪组织：可见以浅层脂肪组织为主，深层脂肪组织较薄

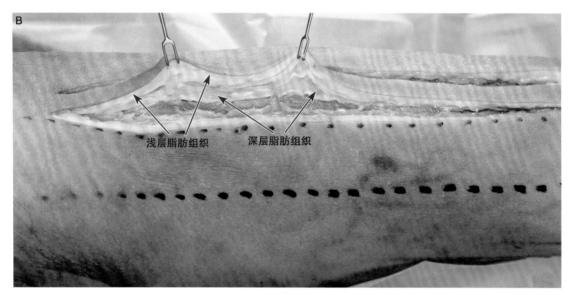

B. 矢状切面：浅层脂肪组织结构均一，近端深层脂肪组织略厚

图 7-14　大腿前侧区域皮下脂肪组织

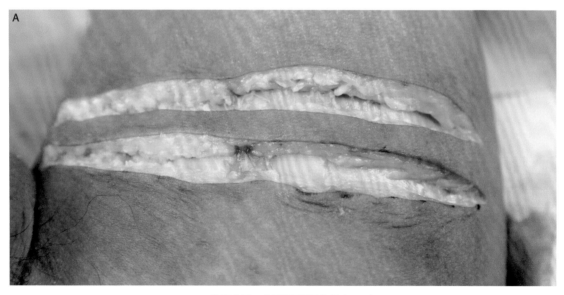

A. 前侧皮肤 - 皮下组织复合体（2cm）

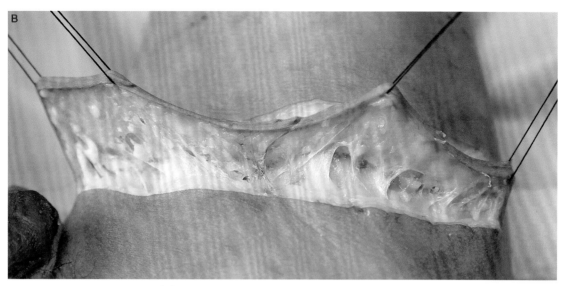

B. 近端水平切面头位观：前侧区域较内侧区域浅筋膜系统致密

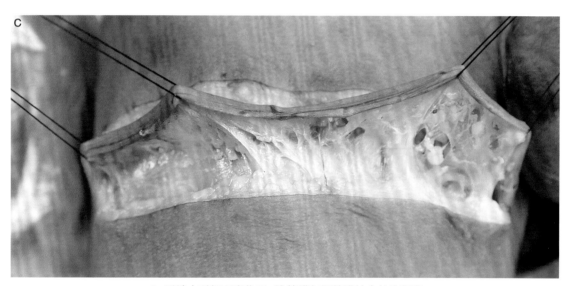

C. 近端水平切面底位观：浅筋膜与深筋膜结合较为紧密

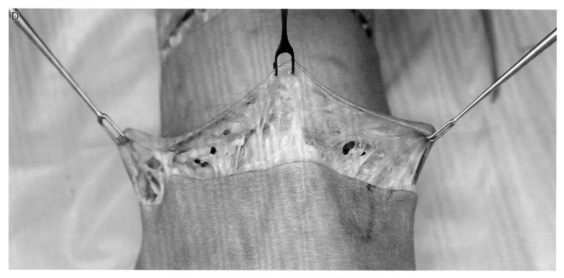

D. 中部水平切面头位观：前侧区域浅筋膜系统较致密

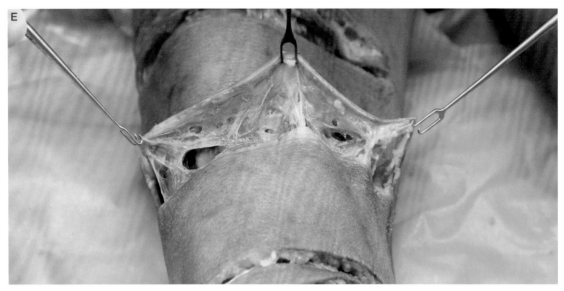

E. 中部水平切面底位观: 浅筋膜与深筋膜结合较紧密

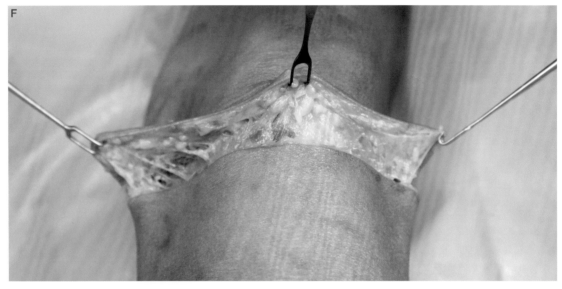

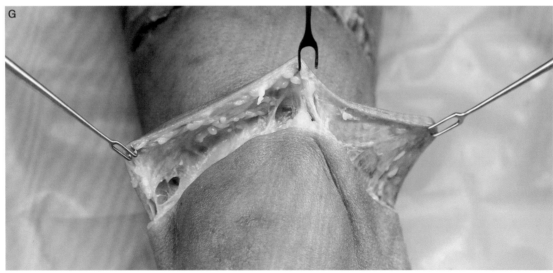

F、G. 远端水平切面头位观（F）、底位观（G）: 浅筋膜系统密集质韧, 与深筋膜结合紧密

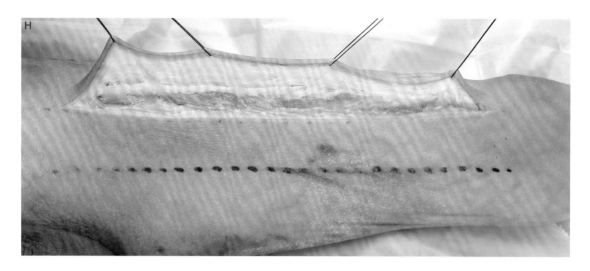

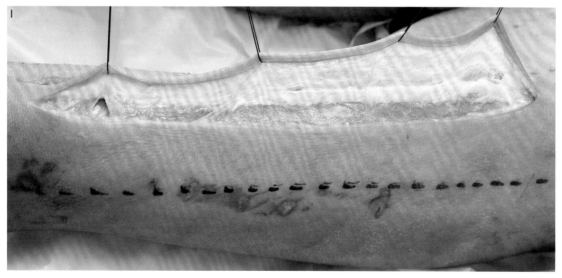

H、I. 矢状切面内侧观（H）、外侧观（I）：浅筋膜系统均质，与深筋膜结合程度由近至远逐渐增强

图 7-15　大腿前侧区域浅筋膜系统

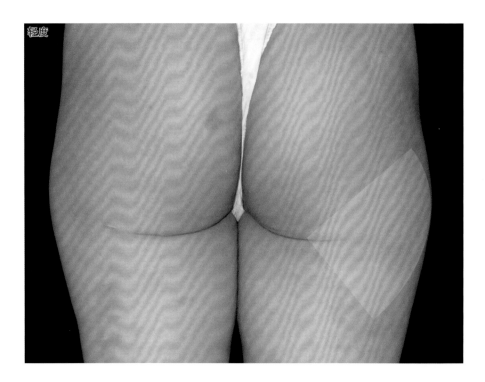

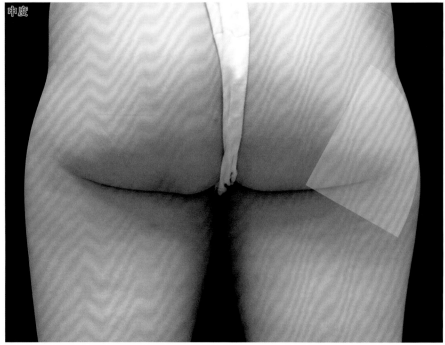

图 7-16 "骑士臀"畸形

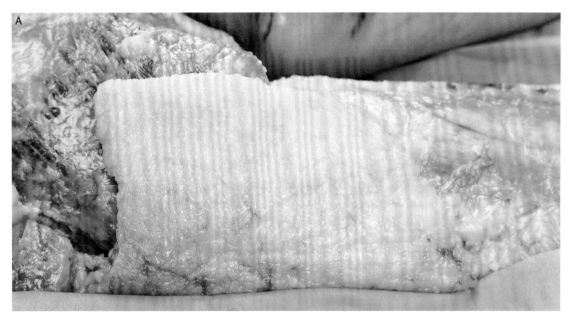

A. 去除皮肤

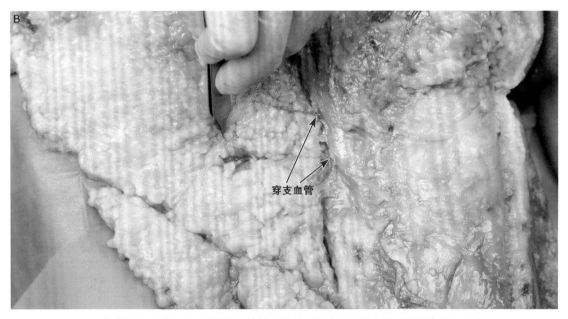

穿支血管

B. 向外掀起脂肪组织，后侧及上外侧交界处可见穿支血管走行于深层脂肪组织中

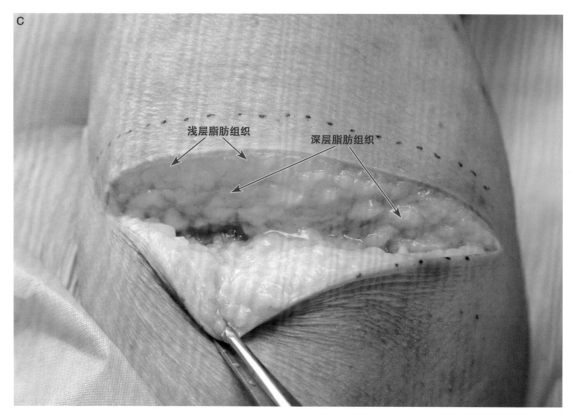

C. 水平切面：皮下脂肪组织结构致密，深层脂肪组织结构与浅层脂肪组织类似，厚度为浅层脂肪组织的数倍至十余倍

图 7-17　大腿后上外侧区域皮下脂肪

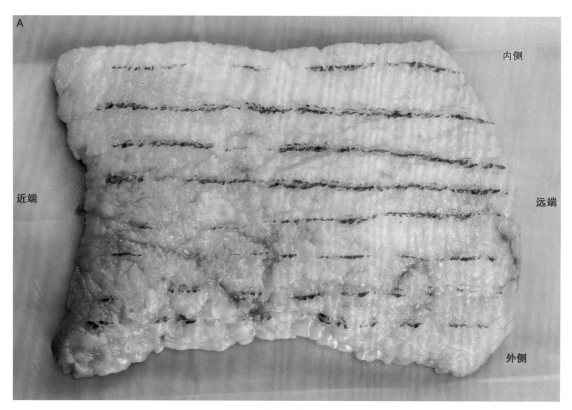

A. 标记矢状切面

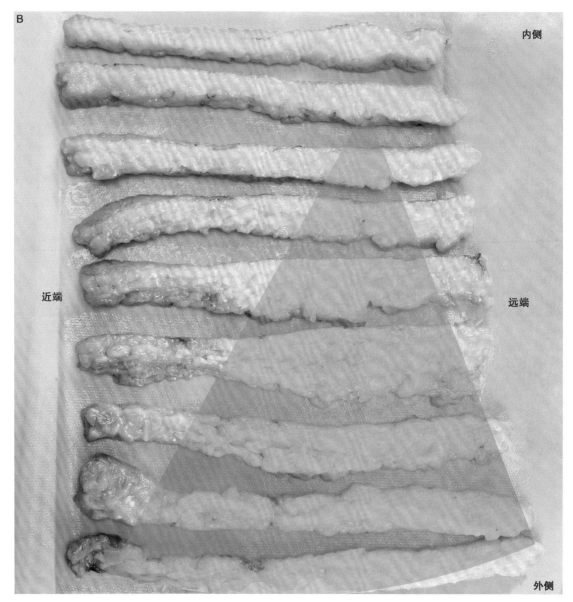

B. 矢状切开,深层脂肪组织呈扇形分布(红色覆盖区),最厚区域为后侧与上外侧交界区

图 7-18　大腿后上外侧区域皮下组织复合体

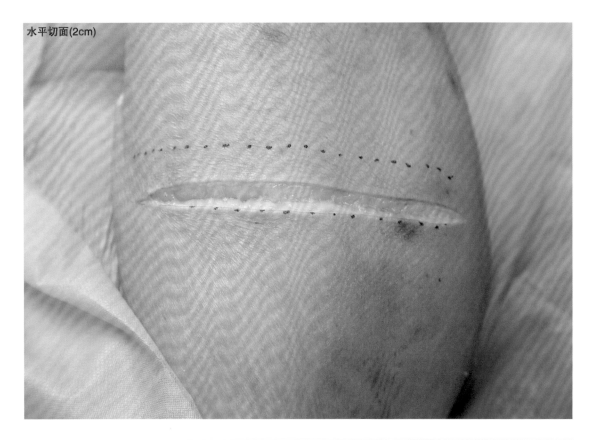

水平切面(2cm)

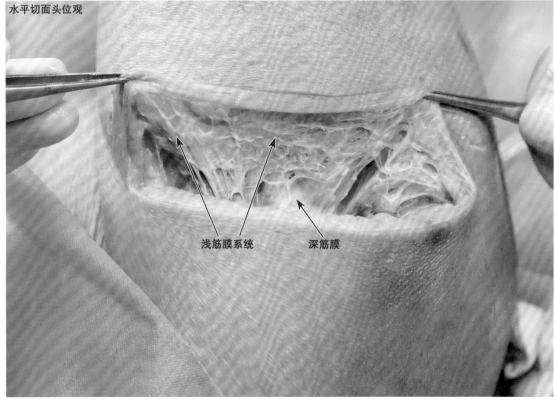

水平切面头位观

浅筋膜系统　深筋膜

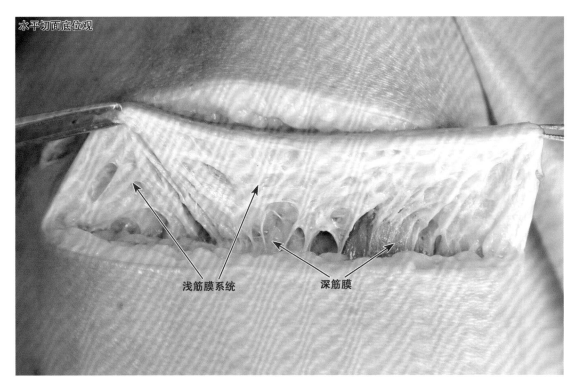

图 7-19　浅筋膜系统

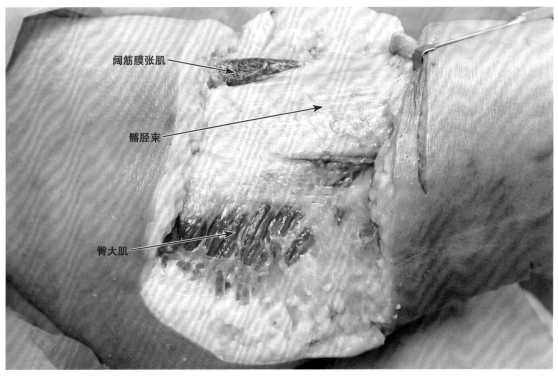

图 7-20　深筋膜

（六）外侧中下区域

　　股外侧形态循着股四头肌的外形起伏，远端延伸成轻微的凹形曲线，为大腿的黏着区域位置。浅层脂肪组织脂肪小叶小，结构致密；深层脂肪组织由上至下大幅度变薄，乃至消失，被密集坚韧的深层皮肤支持韧带分隔为立柱状小叶，形态类似于浅层脂肪组织。浅、深层皮肤支持韧带均密集坚韧，两者结构类似，该区域的浅筋膜系统最为发达，与皮肤及深筋膜结合紧密（图7-21、图7-22）。

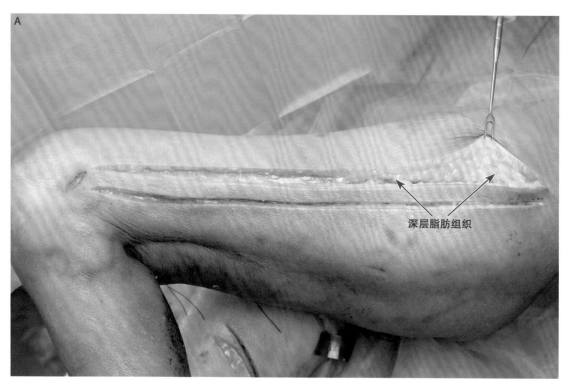

A. 矢状切面：中下区域深层脂肪组织大幅度变薄

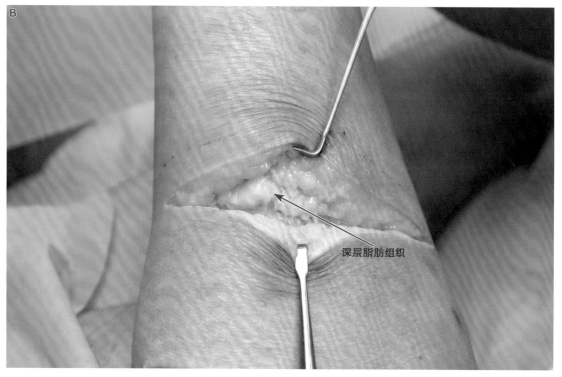

B. 外侧中部水平切面：深层脂肪组织呈立柱状小叶

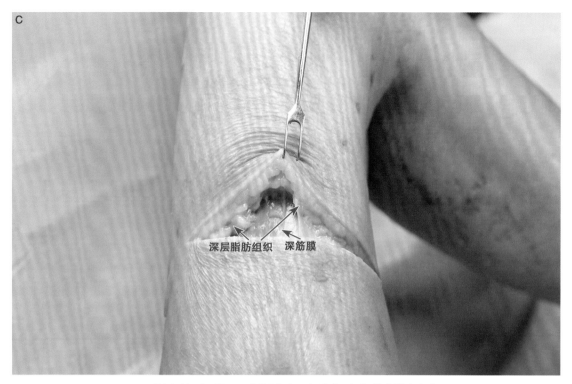

C. 外侧下部水平切面：深层脂肪组织菲薄，与深筋膜结合紧密

图 7-21　大腿外侧中下区域皮下脂肪组织

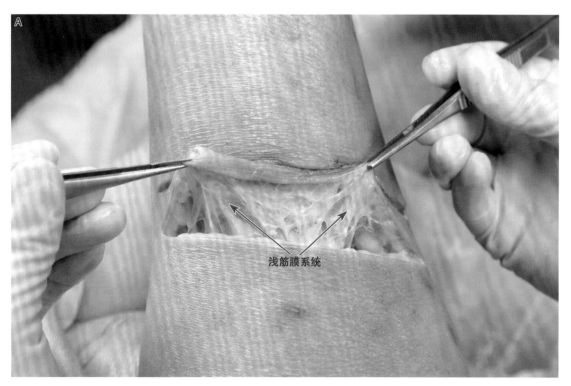

A. 外侧中部区域水平切面头位观：深层皮肤支持韧带强韧发达

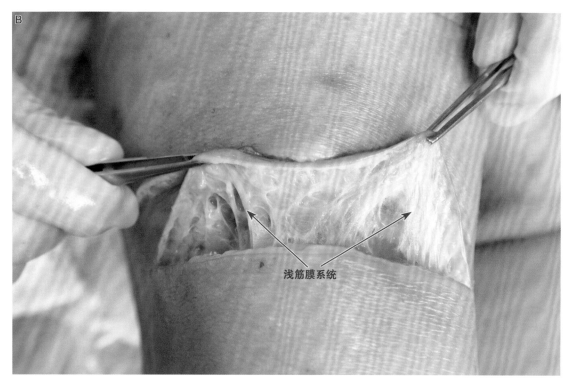

B. 外侧中部区域水平切面底位观:深层皮肤支持韧带与深筋膜结合非常紧密

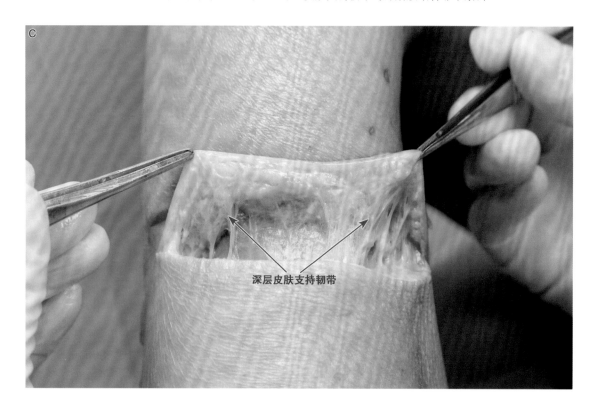

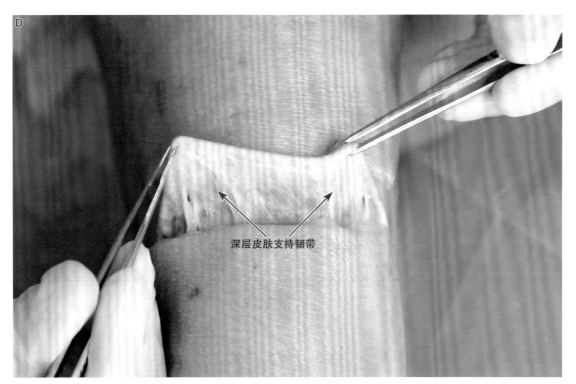

C. 外侧下部区域水平切面头位观（C）、底位观（D）：深层皮肤支持韧带较中上部纤细薄弱，但与深筋膜结合紧密

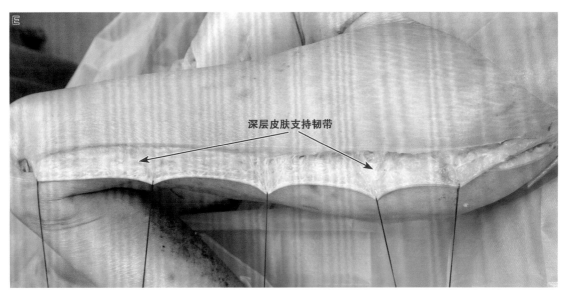

E. 外侧区域矢状切面内侧观：中上区域深层皮肤支持韧带强韧发达，下部纤细薄弱，但与深筋膜结合紧密

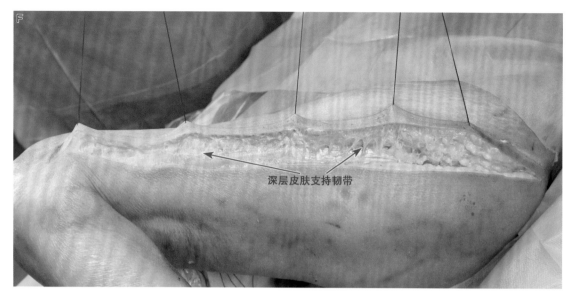

F. 外侧区域矢状切面外侧观：深层皮肤支持韧带呈现区域性差异，但与髂胫束结合紧密

图 7-22 大腿外侧中下区域浅筋膜系统

大腿外侧阔筋膜为髂胫束，其纤维纵向走行，致密厚实，韧度极高。髂胫束与浅筋膜系统及外侧肌间隔广泛紧密连接，并锚定到股骨下部（图 7-23）。髂胫束及其相关肌肉的作用是弯曲和外展髋关节，并维持膝关节外侧稳定。其远端附着于胫骨外踝，形成膝关节支持韧带。对维持膝关节侧向稳定性起到重要作用。阔筋膜（膝支持带）在膝关节前部和后部有特定的斜向强化。大腿外侧阔筋膜与皮肤-皮下组织复合体结合紧密，在肌肉收缩时，皮肤-皮下组织复合体无移动性。

大腿外侧为脂肪抽吸的相对禁忌区，建议谨慎抽吸深层脂肪组织，禁忌抽吸浅层脂肪组织，至少保留 2cm 厚度的皮下脂肪组织，以免形成表面凹凸不平及运动型凹陷畸形。

（七）后上内侧区域

大腿后上内侧区域深层脂肪组织较为致密，浅筋膜系统致密，与深筋膜结合紧密。该区域为脂肪抽吸的相对禁忌区，以免破坏其柱状支撑的作用，造成臀下皱襞下移，臀部下垂（图 7-24、图 7-25）。

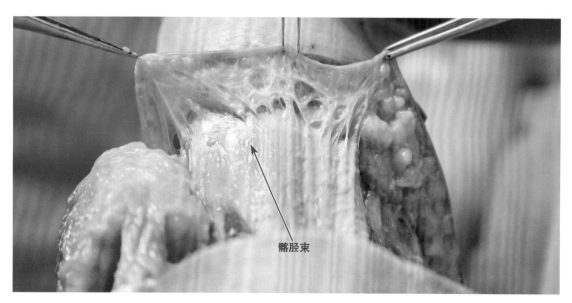

图 7-23 髂胫束与浅筋膜系统结合十分紧密

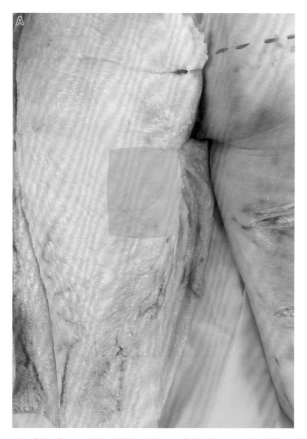

A. 去除皮肤, 显露皮下脂肪组织, 红色遮盖区为柱状支持区域

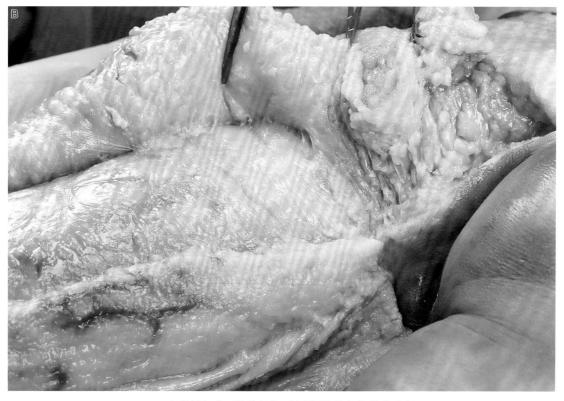

B. 向外掀起皮下脂肪组织, 见深层脂肪组织较为致密

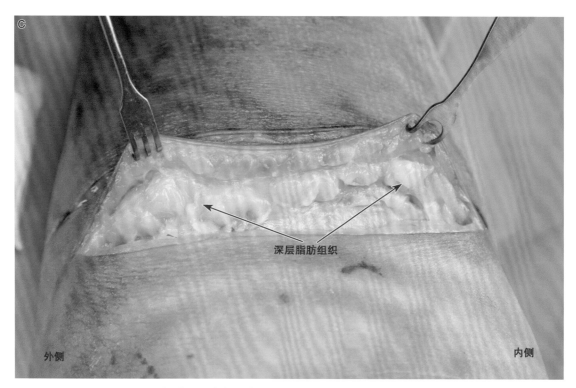

外侧

内侧

深层脂肪组织

C. 水平切面：内侧区域深层脂肪组织呈圆柱状，略薄于外侧

图 7-24　大腿后上内侧区域皮下脂肪组织

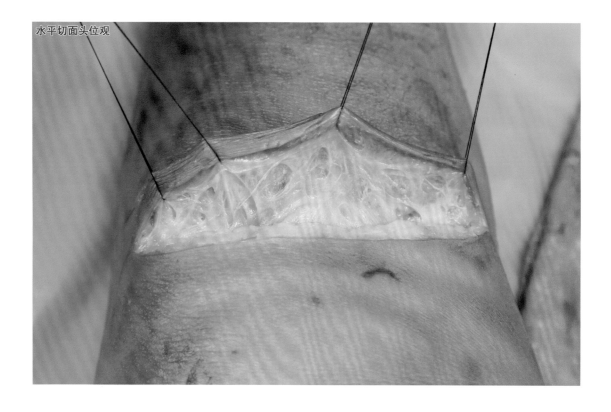

水平切面头位观

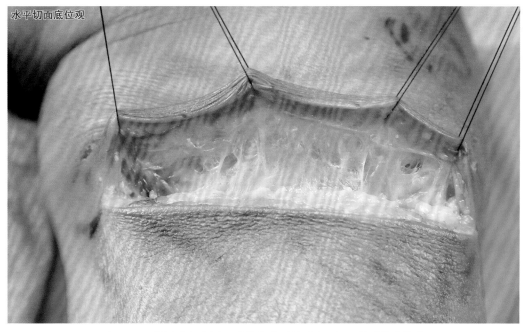

水平切面底位观

图 7-25 大腿后上内侧区域浅筋膜系统致密，与深筋膜结合紧密

（八）后中下区域

大腿后中下区域皮肤较厚，浅层脂肪组织结构均一致密，深层脂肪组织由近至远逐渐变薄。浅筋膜系统发达致密，紧密包裹浅、深层脂肪组织。大腿后侧的筋膜范围由臀大肌和臀中肌的肌筋膜汇合而成，形成致密的腱膜性阔筋膜，与浅筋膜系统紧密结合（图 7-26、图 7-27）。收缩肌肉时，大腿后下区域皮肤 - 皮下组织复合体无活动性。

大腿后中下区域为负重区域，因而结构致密，且移动性较小。该区域为脂肪抽吸的相对禁忌区，仅可在需要塑形时谨慎抽吸少量深层脂肪组织。

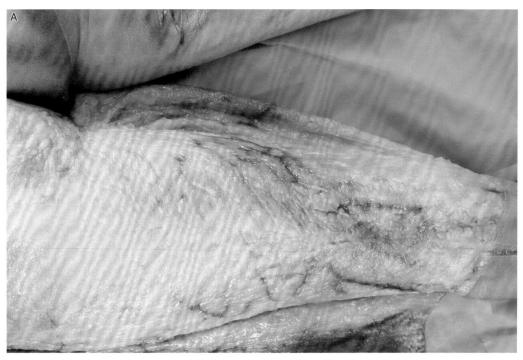

A. 去除皮肤，显露脂肪组织

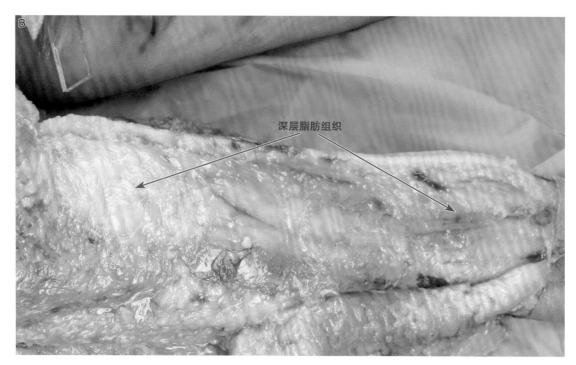

B. 向外掀起浅层脂肪组织，可见深层脂肪组织由近至远逐渐变薄

图 7-26 大腿后中下区域皮下脂肪组织

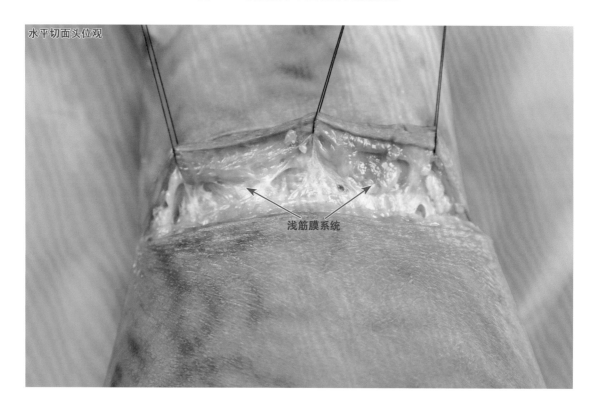

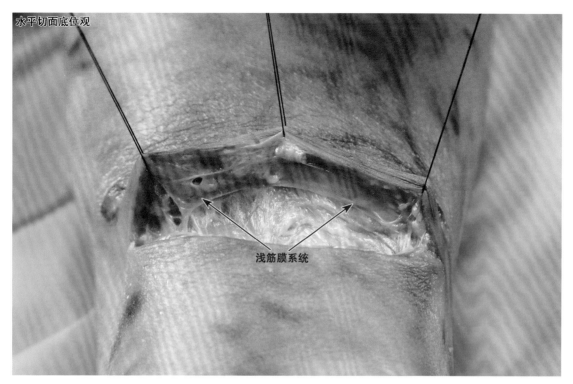

水平切面底位观

浅筋膜系统

图 7-27 大腿后中下区域浅筋膜系统坚韧，与深筋膜结合紧密

第二节 膝部、小腿及踝部

一、概述

下肢呈现舒缓的凸-凹-凸形曲线，股骨和膝部脂肪垫外凸，小腿近端凹进，腓肠肌中部凸起，继续向踝部远端延伸为轻微的凹形曲线。此区域脂肪组织分布与遗传有关，称为遗传孤立区域。即使其他部位脂肪组织不多，该部位脂肪组织也可能肥厚；胫骨前无皮下脂肪组织，小腿的浅层脂肪组织结构均一，具有致密的纤维组织和许多淋巴管。小腿内侧及下内、外侧可见深层脂肪组织，脂肪小叶较大，组织松软，容易抽吸（图7-28）。踝部脂肪组织可明显肥大，主要蓄积在后内侧、后外侧，并向小腿延伸，在踝部内、外侧呈条索状蓄积，使之臃肿（图7-29），胫骨内外髁及跟腱后侧区域无皮下脂肪组织。

下肢脂肪组织厚度不同。膝盖、胫骨嵴和踝关节周围几乎无皮下深层脂肪，造成浅筋膜和深筋膜之间的粘连。

小腿深筋膜称为小腿筋膜，与阔筋膜及足底深筋膜连续，其与胫骨嵴的骨膜、胫骨髁、腓骨头、内踝和外踝融合。上述区域均为脂肪抽吸的绝对禁忌区。小腿筋膜平均厚度为900μm，上部和前部较为厚实致密。

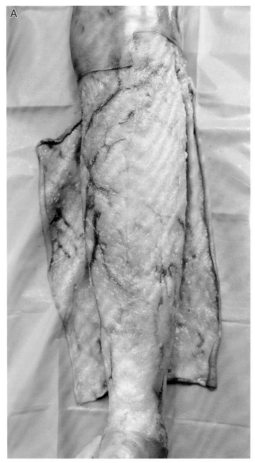

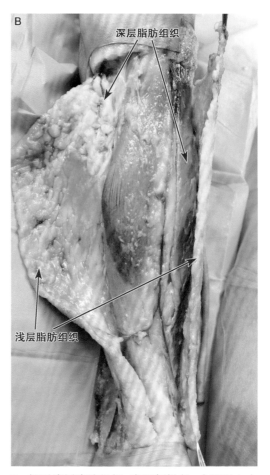

A. 去除皮肤，显露脂肪组织，小腿浅层脂肪组织 结构均一

B. 切开浅层脂肪组织，向两侧掀起，小腿后上内 侧、后下内外侧等区域可见深层脂肪组织

图 7-28 小腿皮下脂肪组织

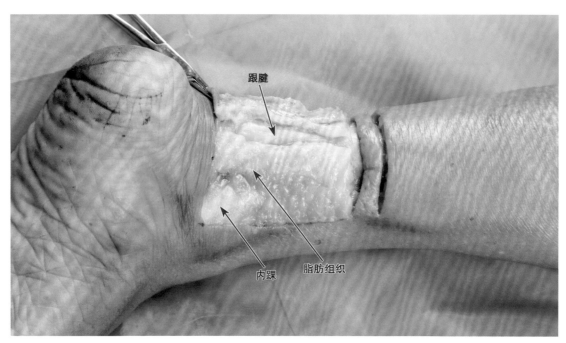

跟腱浅面脂肪组织较少，其两侧可见条索状蓄积，内踝浅面脂肪组织极少

图 7-29 踝部脂肪组织

二、膝关节

膝关节的脂肪整形涉及髌骨周围的脂肪分布。一般而言，仅膝内侧有深层脂肪组织，严重者可形成"X"形腿畸形；髌骨上方常有脂肪组织蓄积，覆盖膝盖上半部；髌骨下方内、外侧也可有脂肪组织蓄积（图 7-30）。膝关节的脂肪整形主要抽吸髌骨内侧及上方，其他区域适当塑形。腘窝区域脂肪组织较薄，且深层有神经、血管结构，为脂肪抽吸的绝对禁忌区（图 7-31）。

膝关节和腓肠肌内侧突起也易发生凹陷，这一区域通常因脂肪沉积而变形，脂肪沉积会夸大膝盖的内凸度。

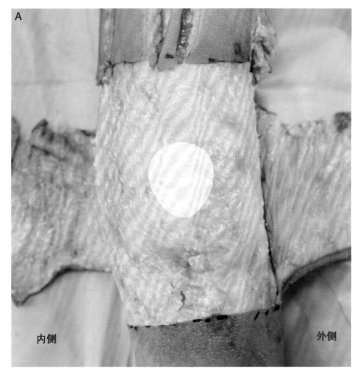

内侧　　　　　　外侧

A. 前位观：髌骨（白色遮盖区域）周围均有脂肪组织分布，以上方及内侧区域为主

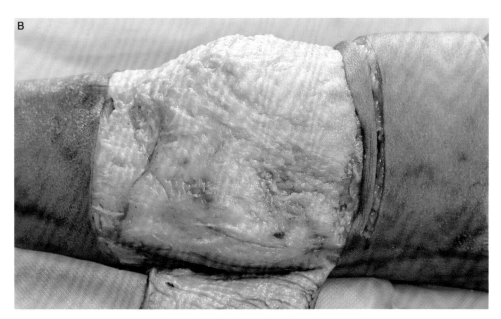

B. 内侧观：脂肪组织较多，由前至后逐渐增厚

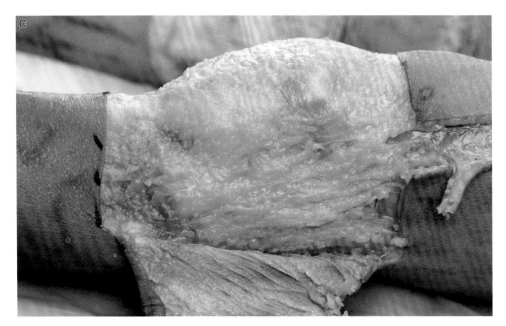

C. 外侧观：皮下脂肪组织较少，后侧略厚

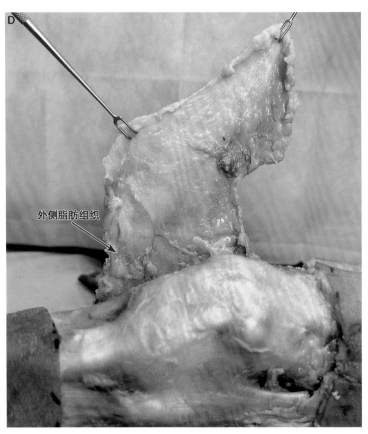

外侧脂肪组织

D. 内侧观：外侧脂肪组织较薄，髌骨浅面脂肪薄而透明

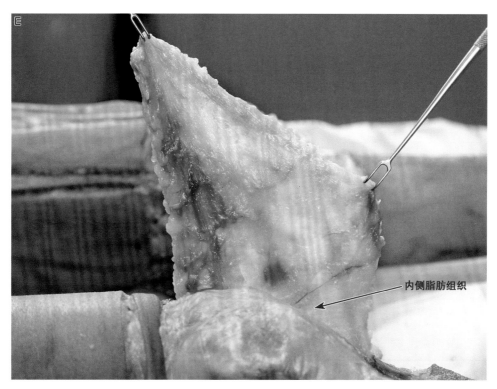

E. 外侧观: 内侧脂肪组织厚而致密

图 7-30 膝关节皮下脂肪组织

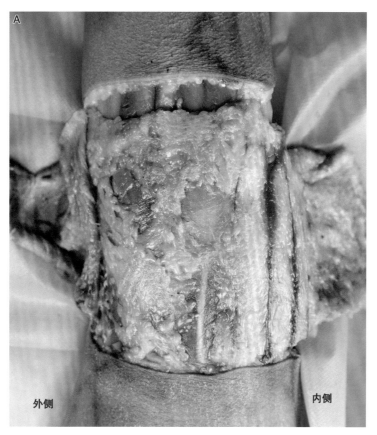

A. 去除皮肤, 显露脂肪组织

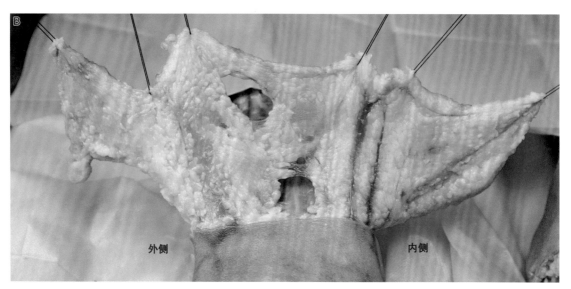

B. 掀起皮下脂肪组织(头位观),腘窝区域脂肪组织菲薄

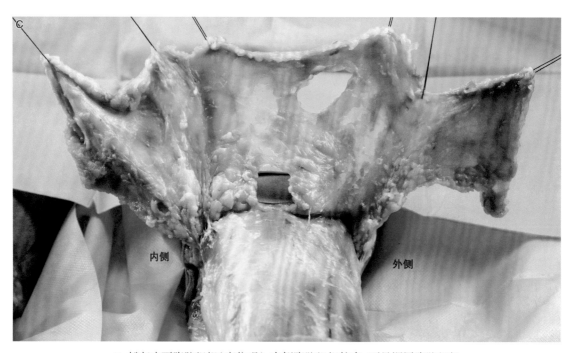

C. 掀起皮下脂肪组织(底位观),内侧脂肪组织较多,可见深层脂肪组织

图 7-31　腘窝区域脂肪组织

三、小腿

小腿浅层脂肪组织结构均一，后内侧和后外侧是脂肪堆积最常见的部位。小腿下半部的脂肪一般多于上半部（见图 7-28，图 7-32）。

小腿浅筋膜系统发达致密，浅筋膜与深筋膜连为一体，因而小腿的皮肤 - 皮下组织复合体与深筋膜结合紧密，肌肉收缩时几乎无移动性（图 7-33）。

小腿脂肪抽吸具有挑战性，容错空间极小。第一，小腿的皮肤 - 皮下组织复合体结构致密，术后容易引起皮肤表面不规则；第二，小腿具有起伏流畅的曲线，增加了误伤深筋膜的概率，可能会导致肌肉疝出，粘连皮下组织，可引起痛性跛行；第三，外伤性瘀斑可导致皮肤色素沉着；第四，小腿抽吸术后水肿时间长，肿胀吸收的延迟可能导致更多的纤维组织形成，从而形成永久性"木质"硬结。

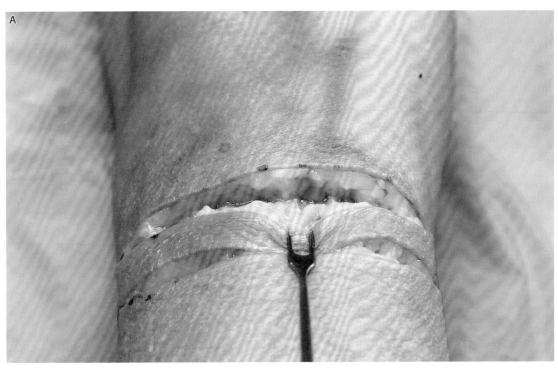

A. 小腿上部水平切面底位观：脂肪组织结构致密，与深筋膜结合紧密

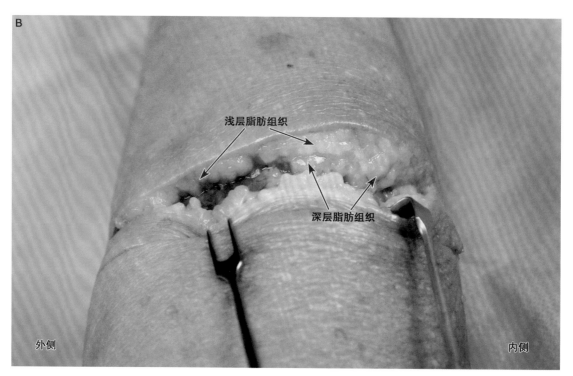

B. 小腿中部头位观: 内侧可见较厚的深层脂肪组织

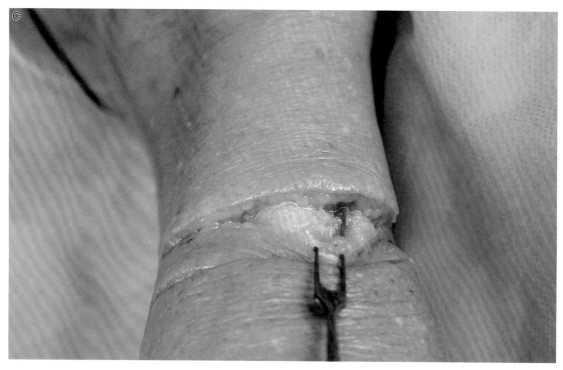

C. 小腿下部水平切面头位观: 脂肪组织与深筋膜结合紧密

图 7-32 小腿皮下脂肪组织水平切面

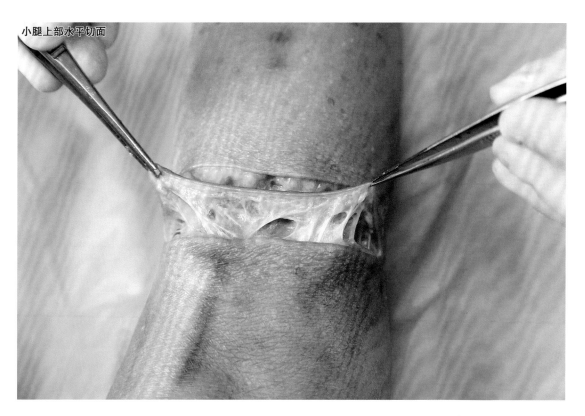

小腿上部水平切面

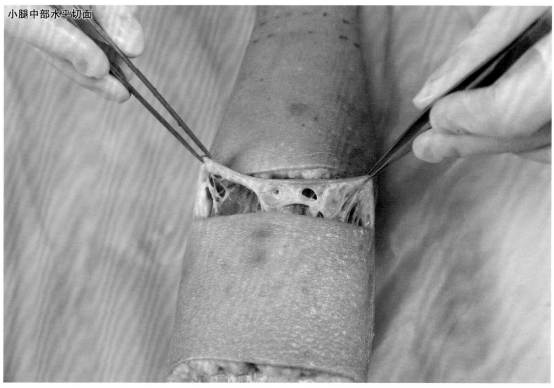

小腿中部水平切面

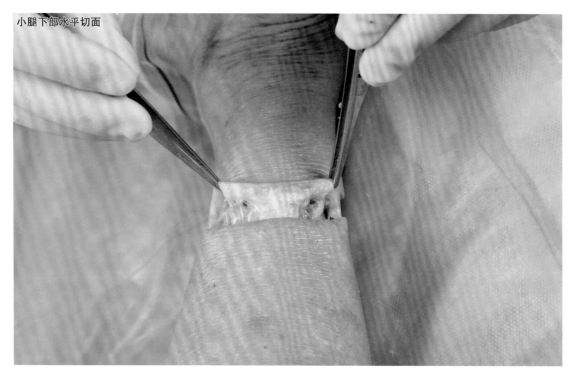

小腿下部水平切面

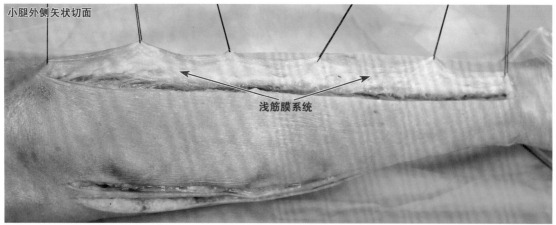

小腿外侧矢状切面

浅筋膜系统

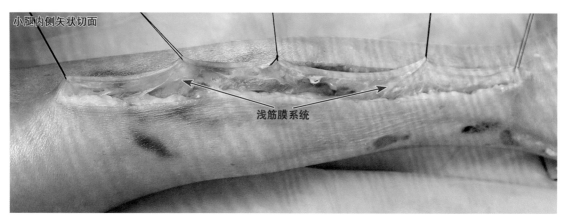

小腿内侧矢状切面

浅筋膜系统

图 7-33　小腿浅筋膜系统

四、踝关节

踝关节周围的脂肪组织堆积主要位于跟腱两侧,脂肪组织致密,纤维成分较多(图7-34)。跟腱、内外踝浅面脂肪较少。

踝关节周围的脂肪整形,主要是抽吸内、外踝上方及与跟腱之间的脂肪组织,以显露跟腱及内、外踝的轮廓。

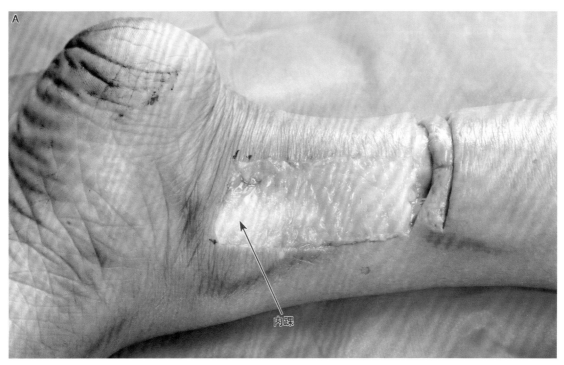

A. 内侧观: 去除皮肤, 显露脂肪组织, 脂肪组织位于内踝上后侧

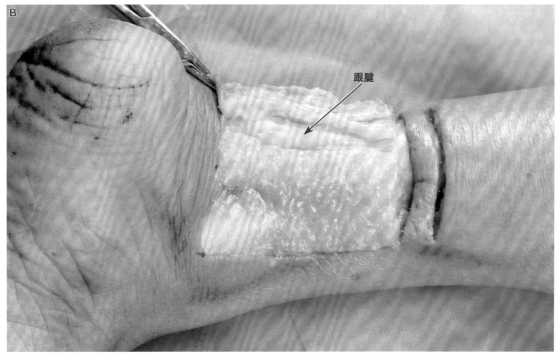

B. 后位观: 内踝后侧脂肪组织较厚

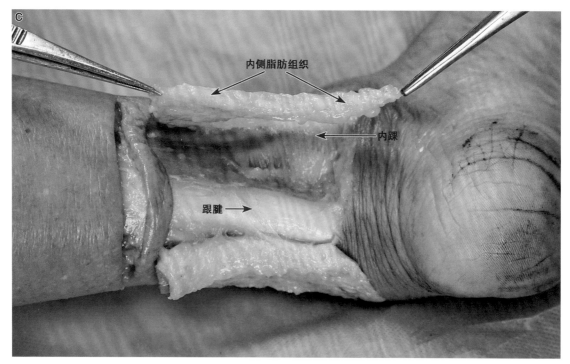

C. 后位观: 掀起内侧脂肪组织, 见近跟腱区域脂肪组织较厚

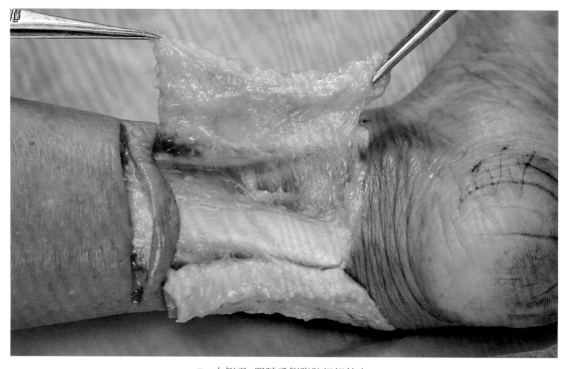

D. 内侧观: 跟腱后侧脂肪组织较少

图 7-34　踝关节脂肪组织

参 考 文 献

[1] DA ROCHA R P, PINTO E B, CAMARGO V I, et al. The Thigh's Lateral Skin (Saddle Bags): Histomorphometric Study of Interest to Liposuction[J]. Aesth Plast Surg, 2000, 24(2): 155-160.

[2] TOURANIS S, TAYLOR G I, MARK W, et al. Anatomy of the superficial lymphatics of the abdominal wall and the up-

per thigh and its implications in lymphatic microsurgery[J]. J Plast Reconstr Aesth Surg, 2013, 66(10): 1390-1395.

[3] WANG Q W, WANG J Q, LI P. Lymphocele Following Liposuction in the Thigh[J]. Aesth Plast Surg, 2017, 41(6): 1408-1412.

[4] HOFFMANN J N, FERTMANN J P, BAUMEISTER R G, et al. Tumescent and Dry Liposuction of Lower Extremities: Differences in Lymph Vessel Injury[J]. Plast ReconstrSurg, 2004, 113(2): 718-724.

[5] BENJAMIN M. The fascia of the limbs and back: A review[J]. J Anat, 2009, 214(1): 1-18.

[6] CAGGIATI A. Fascial relations and structure of the tributaries of the saphenous veins[J]. Surg Radiol Anat, 2000, 22(3-4): 191-196.

[7] SCHWEIGHOFER G, MÜHLBERGER D, BRENNER E. The anatomy of the small saphenous vein: fascial and neural relations, saphenofemoral junction, and valves[J]. J VascSurg, 2010, 51(4): 982-989.

[8] MAROTEL M, CLUZAN R V, PASCOT M, et al. Lymphedema of the lower limbs: CT staging[J]. Rev Med Int, 2002, 23(Suppl 3): 398-402.

[9] GERLACH U J, LIERSE W. Functional construction of the superficial and deep fascia system of the lower limb in man[J]. Acta Anat, 1990, 139(1): 11-25.

[10] VARTANIAN E, GOULD D J, HAMMOUDEH Z S, et al. The Ideal Thigh: A Crowdsourcing-Based Assessment of Ideal Thigh Aesthetic and Implications for Gluteal Fat Grafting[J]. AesthSurg J, 2018, 38(8): 861-869.

[11] CENTENO R F, SOOD A, YOUNG V L, et al. Clinical Anatomy in Aesthetic Gluteal Contouring[J]. Clin Plastic Surg, 2018, 45(2): 145-157.

[12] FRICK A, HOFFMANN J N, BAUMEISTER R G. Liposuction technique and lymphatic lesions in lower legs: Anatomic study to reduce risks[J]. Plast ReconstrSurg, 1999, 103(7): 1868-1873.

[13] ILLOUZ Y G. Body Sculpturing by Lipoplasty[M]. New York: Churchill Livingstone, 1989: 124-126, 275-280.

[14] WATANABE, K. Circumferential liposuction of calves and ankles[J]. Aesthetic Plast Surg, 1990, 14(4): 259-269.

[15] ILLOUZ Y G. Body contouring by lipolysis: A 5-year experience with over 3000 cases[J]. Plast ReconstrSurg, 1983, 72(5): 591-597.

[16] CICHOWITZ A, PAN W R, ASHTON M. The heel: anatomy, blood supply, and the pathophysiology of pressure ulcers[J]. Ann Plast Surg, 2009, 62(40): 423-429.

[17] CAMPANELLI V, FANTINI M, FACCIOLI N, et al. Three-dimensional morphology of heel fat pad: an in vivo computed tomography study[J]. J Anat, 2011, 219(5): 622-631.